フワフワするめまいを治す最強の食事術

名医が教える新しいめまい撃退法

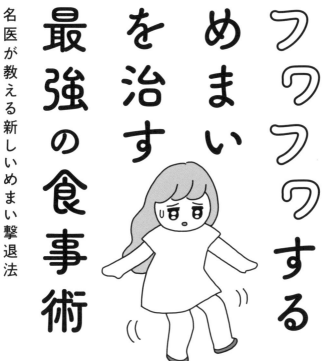

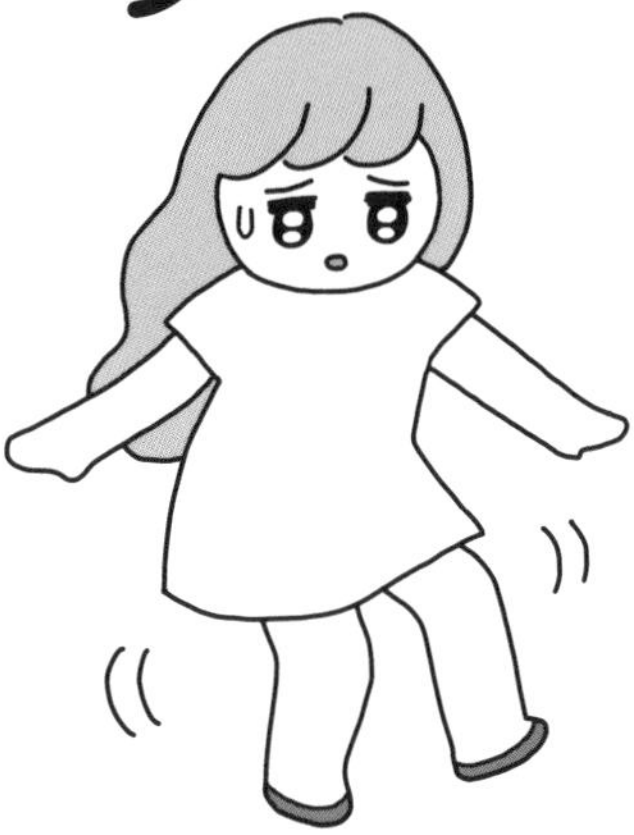

川越耳科学クリニック院長
坂田英明

国立東京医療センター聴覚障害研究室室長
神崎晶

徳間書店

はじめに

私は、これまでに3万人を超える「体がフワフワするめまい」（以下、フワフワめまい）の患者さんを診てきました。医師から「異常なし」「原因不明」と言われ、いくつもの病院やクリニックで診てもらった末に、私のクリニックを訪れる人も多くいます。

そんな患者さんたちは、自らの症状に対して、例えばこんなふうにおっしゃいます。

「ただ立っているだけで、フワフワしためまいがするんです」
「電車に乗ったらフワフワした」
「テレビを見ているだけでフワフワすることがある」
「朝、起きるときにフワフワする」

「舟に乗っているときのように床が揺れます」
「いつめまいが起こるかわからないので、とても怖い」
「地震が収まったのに、まだ揺れているように感じてフワフワする」

また、病院であらゆる検査を受けたが、「原因が見つからなかった」「思うような治療がなされなかった」という人もたくさんいます。

以下、そうした人たちの言葉です。

「お医者さんに行ったが、どこも悪くないと言われた」
「医師から原因不明と言われた」
「心療内科を勧められた」
「年齢のせいだと言われた」

フワフワめまいとは、慢性的に起こる「浮動性《ふどうせい》めまい」をわかりやすく言い換えたもの。先の患者さんたちの言葉とこのキーワードから、私と同じ症状だとピンときた人も多いことでしょう。

この種のめまいは、専門であるはずの耳鼻咽喉科や脳神経外科、心療内科に行っても、はっきりとした原因や病名が下されないことがよくあります。原因や病名がわからなければ、医師としても治療の施しようもありません。

専門家ですらそのような状態ですから、めまいに悩んでいる当人が、この病気についてよくわからなくても当然でしょう。

はっきりしているのは、フワフワめまいは、グルグルと周囲が回転するかのような「回転性めまい」とは違うということ。

ただし、症状が回転性のめまいのように激しくないだけに、かえってやっかいなところもあります。激しいめまいではないので、めまいが起きてもなんとかやり過ごし、我慢しながら暮らしている人もたくさんいるのです。

日本には、推定約3000万人のめまいの患者さんがいるといわれています。人口が約1億2600万人ですから、その数はおおよそ4人に1人。このうち、回転性めまい（以下、グルグルめまい）は800～1000万人。浮動性めまいは、実に2000万～2200万人もいるという勘定になります。

本書は、そんなフワフワめまいに苦しんでいる数多くの人たちはもちろん、病院に行っても治療法が見つからず悩んでいる数多くの人たちを想定して書こうと思います。

以下のポイントについて、本書では詳しくお話ししていきましょう。

・フワフワめまいとは、いったいどういうものか。その実態
・フワフワめまいを改善するには、どうしたらいいのか。その治療法と根拠
・フワフワめまいをよくするために、今日から自分で実践できること

本書で提案するのは、耳鼻咽喉科の病気では珍しい、食事を中心とした生活改善によるめまいの改善法です。

高血圧や糖尿病、脂質異常症などの生活習慣病に対しては、食事療法がしばしば提案され、実際に多くの治療成績を上げてきました。

しかし、耳鼻咽喉科の領域での食事療法というのは、おそらく本邦初といってもいいものでしょう。

本書の方法で、実際にフワフワめまいに悩むたくさんの人がよくなっています。フワフワめまいの発症には、実は生活習慣が深く関連しているからです。

生活習慣の改善策は、食事や生活をよりよき方向へと変えていこうとするもので、決して難しいものではありません。

フワフワめまいだけでなく、体調全般を整え、心身の状態をより高めるのにも役立ちます。
本書がフワフワめまいに悩む多くの人たちにとって、少しでも助けとなるのなら、著者としてこれほど幸せなことはありません。

2024年4月

坂田英明《さかたひであき》

フワフワめまいを克服した人の症例報告

ここで、フワフワめまいに悩んだが改善した3名の症例について、簡単にご紹介します。

フワフワめまい克服症例①

Aさん（29歳・女性・会社員）

食事を変えただけで半年後にはフワフワめまいが消えた

Aさんがフワフワめまいに悩まされるようになったのは、高校時代です。明るい室内から外へ出たときや、下を向いたときなどに、足元がおぼつかなくなるようなフワフワする感覚に襲われるようになりました。

「足がもたついても転ぶようなことはなく、ちょっと休憩すれば、フワフワする感覚は消えます。そのうちよくなるだろうと思っていました。生理の影響かと思って産婦人科でも診てもらいましたが、体の異常は見つかりません。漢方薬を飲んでもよくなりませんでした」

そのうちよくなるだろうと思ったフワフワめまいは、結局、改善されないまま、何年も過ごすことになりました。

Aさんが私のクリニックを訪れたのは、社会人となり、働き始めてからです。

Aさんには、食事を中心とした生活の改善を徹底して行っていただきました。

続けていくと、1日の体温の変動が理想に近づき、それにつれて体調が徐々によくなっていきました。1～2カ月で、フワフワめまいの起こる頻度が減り、半年もたたないうちに症状はまったく起こらなくなりました。

「薬は一切飲んでいません。食事だけで、こんなによくなるなんて信じられない気持ちです」とおっしゃったのが印象的です。

フワフワめまい克服症例②

Bさん（53歳・女性・会社員）

救急車で運ばれるほどひどいめまいが1カ月で治った

Bさんはある日、激しいグルグルめまいに襲われて倒れ、救急車で運ばれました。

その後しばらくして、グルグルめまいだけではなく、フワフワめまいや頭痛も起こるようになりました。

「最初にフワフワめまいが起こったのは自宅にいたとき。全身がフワフワしてきて、これはいったいなんだろう？　と恐怖感を覚えました」

脳外科で調べてもらいましたが、体に異常は見つかりませんでした。

脳や体になんの問題もないと聞いて、よけいに怖くなりました。「理由もないのに、体がフワフワする理由はなんだろう？」という疑問が頭から離れなくなったのです。

外出時にフワフワめまいが起こると、その場に倒れそうになり、大変怖い思いをします。

仕事中にめまいが出たときは、しばらく座って休ませてもらったり、外出をほかの人に代わってもらったりもしたといいます。

私のクリニックを訪れたBさんは、薬をできるだけ飲みたくないとのことで、メインの治療は食事療法となりました。

めまいの治療に「食事を変えて」と言われて、Bさんは半信半疑だったようです。

しかし、私の指導のもと、食事を変えて2週間ほどで、体が変わっていくのを感じるようになりました。

低めだった体温もアップし、頻繁に起こっていた頭痛が1カ月で改善。同時に、あれほど恐れていたフワフワめまいがまったく起こらなくなっていました。

「食事を変えるだけでめまいが治るとは思ってもみませんでした。多くのかたにこの事実を知ってほしいと思います」

フワフワめまい克服症例③

Cさん（33歳・男性・会社員）

不規則な生活を整えたら1週間でフワフワが収まった

ある日突然、Cさんはフワフワめまいに悩まされるようになりました。

「体がフワフワするような感覚は、一度も経験したことがなかったので、とても不安になりました」

発症初日はずっと横になっていましたが、食事やトレイに立つと、やはりフワフワします。

翌朝、目覚めると、多少、症状は改善したものの、フワフワする感覚は残っていました。

心配になってインターネットで検索したところ、私のクリニックを知ったといいます。

Cさんはそれまで仕事で多忙のうえ、不規則な生活を続けてきました。朝食もほとんど摂ったことがなく、食事も含めて生活全般が乱れていたのです。

私の指導のもと、食事を中心に生活を大きく変えていただきました。

生活を変えて1週間ほどすると、強いフワフワ感はほとんど起こらなくなりました。

「今もときどき、フワフワすることがありますが、そんなときは体調が悪いのだと判断して、早く休むようにしています」

すると、翌日にはスッキリ回復するといいます。

「今は、規則正しい生活と食事の大切さを実感しています。同じようなフワフワめまいに悩んでいる人には、食事をはじめとした生活習慣の見直しをお勧めします」

フワフワするめまいを治す最強の食事術

名医が教える新しいめまい撃退法

川越耳科学クリニック院長
坂田英明

国立東京医療センター聴覚障害研究室室長
神崎　晶

フワフワするめまいを治す最強の食事術

目次

第4章 自律神経が整う6つの生活習慣……99

図　版　田栗克己
イラスト　勝山英幸
装　画　naotte
構　成　五十畑茂
装　丁　藤田大督
編　集　高畑　圭

第1章 フワフワめまいとは何か？

めまいは社会の情勢を映す現代病

めまいに悩む人が増え続けています。

「はじめに」でも触れましたが、日本には、めまいの患者さんが約3000万人いると推定されています。日本の人口比で、4人に1人がめまいに悩まされていると考えられるのです。

なぜ、これほど多くの人がめまいに悩まされているのでしょうか。

体質的なものを除くと、めまいの原因とされるのは、ストレスや加齢、生活習慣、社会環境など。

ストレス社会と呼ばれる現代社会では、多くの人たちが仕事や勉強、家事に追われ、睡眠不足に陥ったり、不規則な生活を続けたりしています。こうしたストレスや生活習慣の乱れが、めまいを増やしているともいえるでしょう。

めまいというのは、その時代や社会の情勢を反映しやすい現代病でもあるのです。

こうした時代背景を反映するかたちで、フワフワめまいに悩む人も大幅に増えています。その主たる原因が、ストレスや生活習慣の乱れにあるからです。

フワフワめまいとは、いったいどのようなめまいなのか、それを本章で詳しく説明していきます。まずは、その主な特徴について触れておきましょう。

フワフワめまいの主な特徴

- **グルグルした回転性ではなく、フワフワした浮動性のめまいである**
- **回転性のめまいを併発することがある**
- **原因は、実は複数ある**
- **耳鼻咽喉科などで「原因不明」「異常なし」と言われることが多い**

最も簡単なフワフワめまいの定義は、「回転性以外のめまい＝フワフワめまい」というものです。

「めまい」といえば、周囲がグルグル回るめまいを想像する人も多いことでしょう。そうした回転性のめまい以外が、すべてフワフワめまいの仲間なのです（症状については、このあと詳しく述べます）。

やっかいなのは、フワフワめまいに先行するかたちで、メニエール病（めまいや吐き気がくり返し起こる病気で、一般的には耳鳴りや難聴を伴う）などによる回転性の激しいめまいが起こることがあり、この2つのタイプのめまいを併発することも少なくない点です。

グルグルめまいの原因たるメニエール病の治療をしていたら、フワフワめまいも起こるようになったというパターンも多く見られます。

フワフワめまいを引き起こす原因はたった1つというわけではなく、複数の原因が考えられるのです。

残念なことに、このようなフワフワめまいの詳しい情報は、専門家である耳鼻咽喉科の医師にも、まだまだ認知されていません。

結果として、耳鼻咽喉科で検査をしても、診断がつかないというケースが頻繁に生じます。

こうしてフワフワめまいに悩む多くの人が、じゅうぶんな治療を受けられなかったり、ドクターショッピングをくり返したりといった事態も生じるのです。回転性のめまいほど激しいめまいではないため、我慢して日々をやり過ごしている人も多いことでしょう。

そんなフワフワめまいを理解するために、まず耳の構造について解説しましょう。

耳の構造を確認しておこう

耳のなかは、体の外側に近いところから順に、外耳《がいじ》、中耳《ちゅうじ》、内耳《ないじ》という3つのパーツから構成されています（22ページの図参照）。

外耳は耳の穴から鼓膜《こまく》まで、中耳は鼓膜の手前から内耳の手前まで、内耳はそれより奥の部分になります。

内耳は、めまいと関係の深い器官で、ここには鼓膜から伝わった音の振動を電気信号に変える蝸牛《かぎゅう》と、体のバランスを感じ取る三半規管《さんはんきかん》と耳石器《じせきき》があります。

三半規管には、前半規管、後半規管、外側半規管という3つの半円形の管《くだ》があり、前半規管と後半規管は垂直方向の回転運動を、外側半規管は左右の水平方向の回転運動を感じ取ります。

三半規管のなかはリンパ液で満たされており、その流れ方によって、3つの管のなかの感覚細胞が、頭がどのような速さで、どの方向に動いているかという情報をキャッチしているのです。

耳の構造

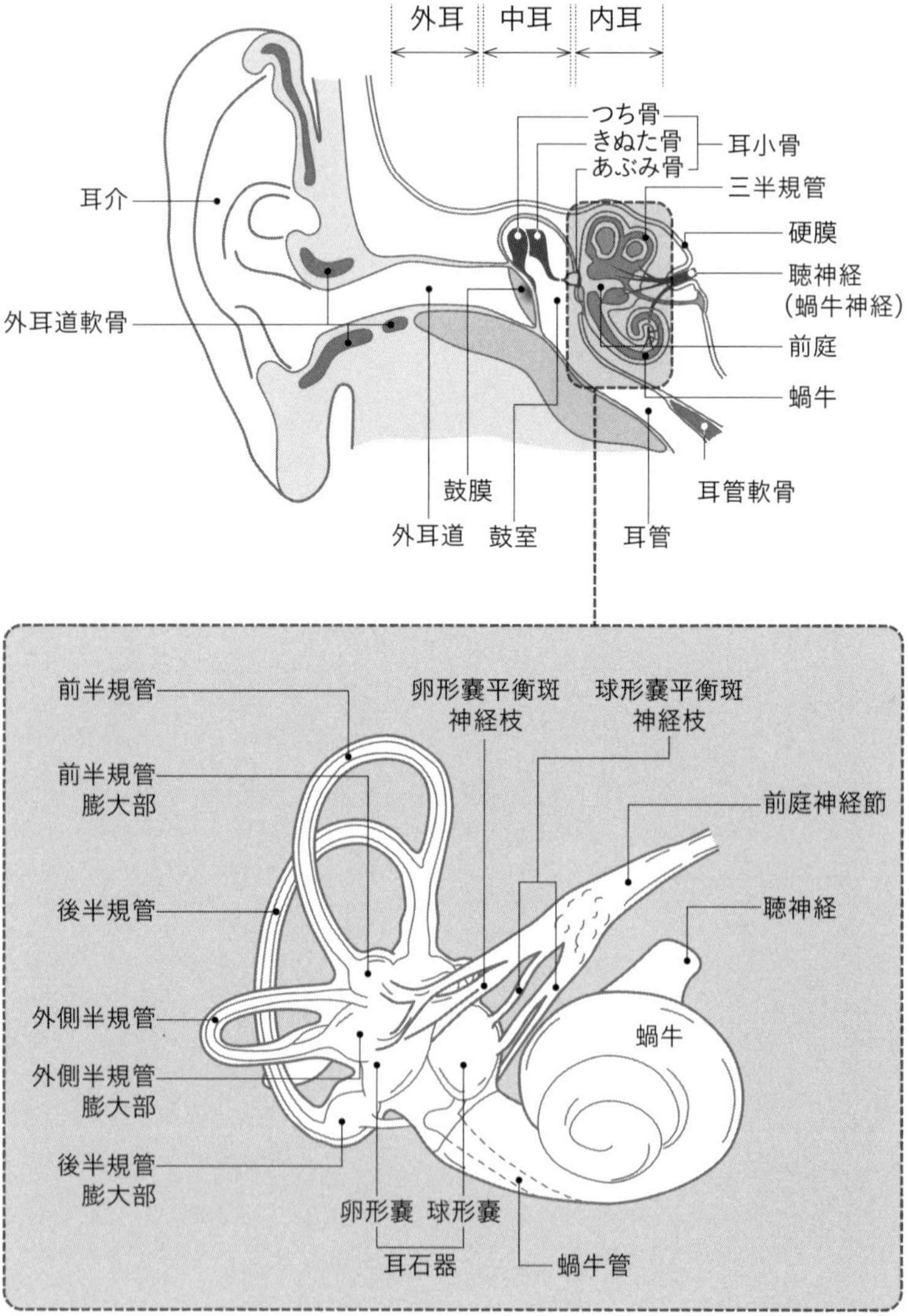
外耳
中耳
内耳
つち骨
きぬた骨
あぶみ骨
耳小骨
三半規管
硬膜
聴神経
(蝸牛神経)
前庭
蝸牛
耳介
外耳道軟骨
鼓膜
外耳道
鼓室
耳管
耳管軟骨
前半規管
前半規管
膨大部
後半規管
外側半規管
外側半規管
膨大部
後半規管
膨大部
卵形嚢平衡斑
神経枝
球形嚢平衡斑
神経枝
前庭神経節
聴神経
蝸牛
卵形嚢
球形嚢
耳石器
蝸牛管

一方、耳石器の中には、平衡砂《へいこうさ》という炭酸カルシウムの結晶（これがいわゆる「耳石《じせき》」）が入っており、体が傾いたり、重力がかかったりして平衡砂が動くと、その動き方を感覚細胞が感じ取って、体の傾きや直線運動をキャッチしています。

めまいというとき、多くの人が思い浮かべる回転性のめまいは、ここの内耳の障害によって起こります。

内耳が原因で起こるめまいには、主に、メニエール病、前庭神経炎《ぜんていしんけいえん》、良性発作性頭位《とうい》めまい症（ＢＰＰＶ：Benign paroxysmal postural vertigo）があります。

３つの主要なめまいの原因について、簡単に解説しておきましょう。

①メニエール病：内耳の水腫《すいしゅ》（内リンパ水腫）によって起こる。回転性の強いめまいが2〜3時間続く。片側の耳鳴りや難聴を伴う

②前庭神経炎：ウイルス説もあるが、原因は不明とされる。回転性の激しいめまいが数日続く。強い吐き気や嘔吐《おうと》があり、5日程度の入院が必要になるケースが多い。耳鳴り、難聴を伴わない

③良性発作性頭位めまい症：加齢などの原因により、耳石器の耳石がはがれて起こる。回転性のめまいが、数秒から長くて1分程度続く。耳鳴り、難聴を伴わない。嘔吐

はほどんどない

ここで知っておいてもらいたいポイントは、めまいを引き起こす原因は、実はこれらの内耳による障害だけではないという点です。

感覚のズレがめまいを起こす

めまいをわかりやすくいえば、「自分や自分の周囲が動いていないにもかかわらず、動いているように感じる感覚異常」です。

こうした感覚異常、感覚のズレを引き起こすのは、内耳の障害だけではありません。めまいが起こるメカニズムを、もう少し詳しく見ておきましょう。

私たちは、動いているときも止まっているときも、常に自分と周囲との関係を感じ取って、安定した姿勢や動作を保っています。この機能を「空間見当識《くうかんけんとうしき》」といいます。

この空間見当識にトラブルが起きたとき、感覚のズレとしてのめまいが生じます。

内耳から得られた平衡感覚に関する情報は、前庭神経という神経を通って脳へと伝えられます。

それ以外にも、脳に伝えられる情報があります。それが、以下の3つです。

・目によって認識される情報（自分がいる位置に関する情報）
・足裏や筋肉などからの情報（状況に合わせて体を動かす感覚情報）
・意思とは無関係に働き、内臓や血管の働きを支配している自律神経からの情報（ストレスや疲労の状態をキャッチする情報）

内耳の平衡感覚も含めて、これらのルートから届く情報によって、脳は「自分の体が安定した状態に保たれている」ことを把握します。

この3つのルートからの情報にズレが生じたときに、めまいが起こることになります（情報を受け取る側の脳自体に問題があり、それがめまいを引き起こすことがありますが、ここでは脳自体の問題は措いておきます）。

フワフワめまいの主要な原因とは？

先に、フワフワめまいを引き起こす原因は、複数あるとお話ししました。

その複数ある原因のうち、最も主要な原因が自律神経の乱れです。

自律神経とは、私たちの意思とは無関係に働き、血管や内臓などの機能をコントロールしている神経です。

自律神経には、朝から昼間に優位となり、体温を上げたり、血管を収縮させて血圧を上昇させたりして、私たちのアクティブな活動を司る「交感神経」と、夕方から夜間に優位となり、体温を下げたり、血管を開いて血圧を低下させたりして、休息の神経として働く「副交感神経」の2つがあります。

交感神経と副交感神経は、ヤジロベエのようにバランスを取りながら活動しています。この機能をホメオスタシス（恒常性）といいます。交感神経と副交感神経とがどちらにも傾かず、バランスを保って働いている状態こそが、体にとって理想的な状態です。

しかし、現代のストレス社会に生きる人たちの多くは、常に緊張状態を強いられています。このため、交感神経の優位な状態が続くことになり、自律神経のバランスが崩れてしまうのです。

その結果、さまざまな病気や症状が引き起こります。こうして起こる病気の1つが、フワフワめまいなのです。

自律神経のバランスの乱れから起こるフワフワめまいで悩んでいる人は、耳鼻咽喉科で診てもらっても、その原因をなかなか突き止められません。医師からは、「原因不明」「どこも悪くありませんよ」と言われてしまうこともあるでしょう。

自律神経の不調によって起こるフワフワめまいの場合、そもそも内耳に問題はありません（内耳の障害を合併している場合を除く）。いくら耳や脳を調べても、異常は見つからないのです。

もちろん、内耳の治療をしても、フワフワめまいはよくなりません。原因も見つからず、内耳の治療をしてもよくならないため、フワフワめまいに悩む人はドクターショッピングをくり返すことになってしまうのです。

ストレートネックになっていませんか？

私のクリニックでは、原因不明で悩むめまいの患者さんを数多く診てきました。フワフワめまいに悩む人たちの診療するとき、まず私がするのは、その症状を起こす真の原因を突き止めることです。

自律神経の不調は、フワフワめまいの主要な原因の1つです。多くの場合、フワフワめまいは自律神経のバランスの乱れによって起こっています。

けれど、フワフワめまいには複数の原因があることが多く、真の原因が自律神経の不調でない可能性もあります。

ほかにはどんな原因によってフワフワめまいが起こってくるかをこれから見ていきましょう。

31ページにある「フワフワめまいを起こす諸要因」の図を見てください。

フワフワめまいを引き起こすものとして、図にあるような要素が考えられています。

フワフワめまい引き起こす諸要因

- 大脳
- 小脳・脳幹の問題
- 頸椎《けいつい》（背骨の首の部分）の障害。ストレートネック
- 自律神経・ストレス・睡眠・生活習慣
- 血管の問題
- 両側内耳障害
- 天気（気圧）・菌・ウイルス（ヘルペス）など

脊椎の構造

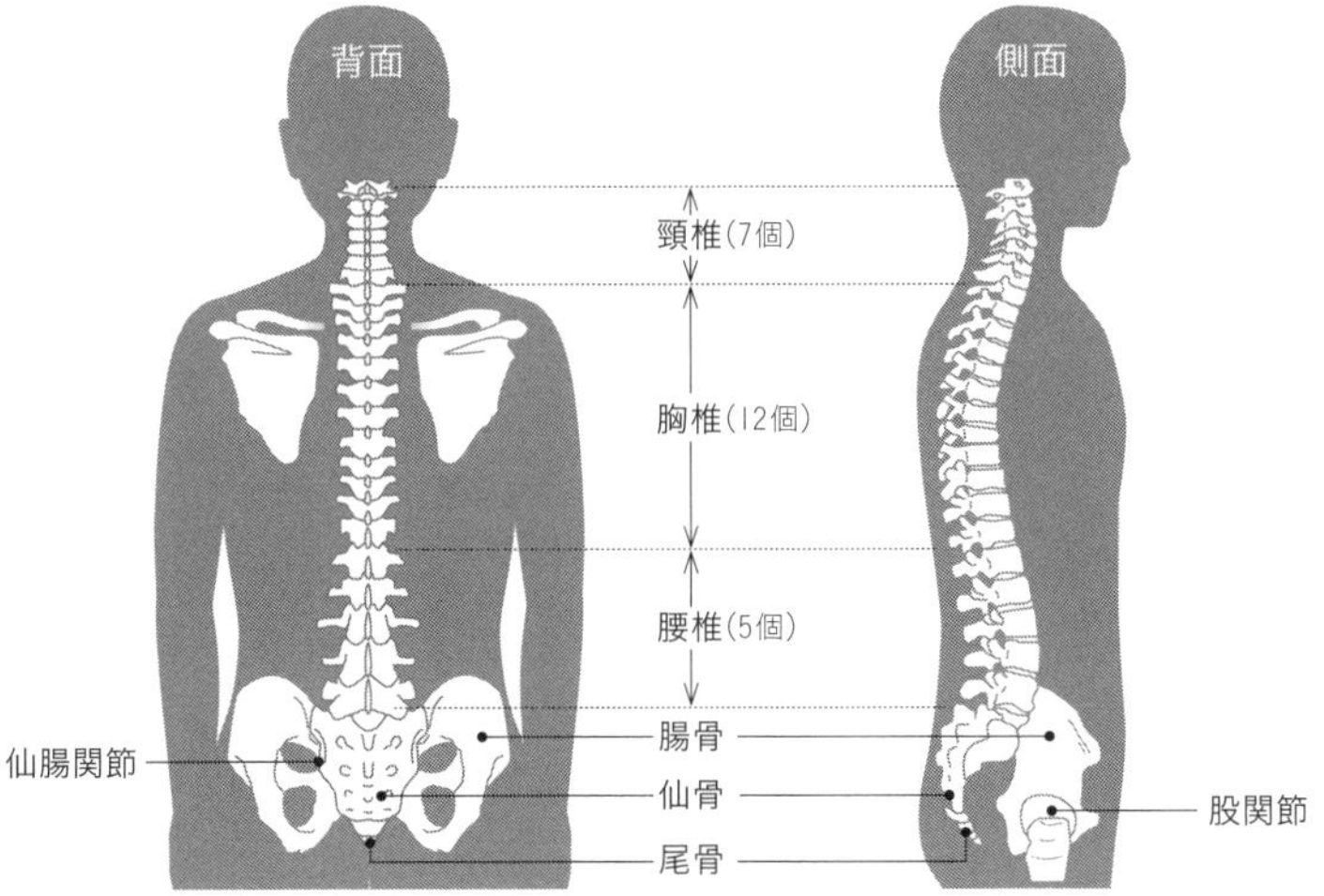

飛行機の本体部分の内因性の項目では、ストレスや睡眠、生活習慣が、フワフワめまいにつながることを示しています。これらは自律神経のバランスを乱し、めまいを引き起こす原因となります。

耳やその周辺部へ血液を送りこんでいる血管に問題があって、めまいが起こるケースもあります。耳に血液を巡らせている血管には、「椎骨《ついこつ》動脈→脳底動脈→内耳動脈」という流れがありますが、ここのどこかに障害が生じても、めまいが起こります。

あるいは、低気圧やウイルスなどの環境条件や、管制塔である大脳、操縦席である小脳、脳幹に問題があって、フワフワめまいが起こることもあります。

このように多くの要素がフワフワめまいと関わっている可能性があるのです。そのなかでも、特に注目しておきたい要因を以下にいくつかピックアップしてみましょう。

1つが、頸椎（背骨の首の部分）の問題です。

背骨（脊椎《せきつい》）は、椎骨という骨が積み重なって構成されています。

人の体を左横から見ると、脊椎がゆるいS字状カーブを描いています。7個の頸椎は前方に、12個の椎骨からなる胸椎《きょうつい》（背骨の胸の部分）は後方に、5個の椎骨からなる腰椎《ようつい》（背骨の腰の部分）は前方にふくらんでいます。これは、二足歩行するようになるとともに、5kg以上もある重たい頭を支えるために生じた進化です。

パソコンやスマホなどの普及により、現代人はねこ背になり、首を前に突き出した姿勢を取ることが増えてきました。

本来、前方にゆるいカーブを描いているはずの頸椎が真っすぐになってしまう、いわゆる「ストレートネック」となる人が急増しています。

このストレートネックが、フワフワめまいの原因となるのです。

ストレートネックの状態で歩くと、着地したときの振動が直接、頭蓋骨《ずがいこつ》に伝わり、それがフワフワめまいを引き起こしてしまうと考えられるのです。

フワフワめまいを起こす諸要因

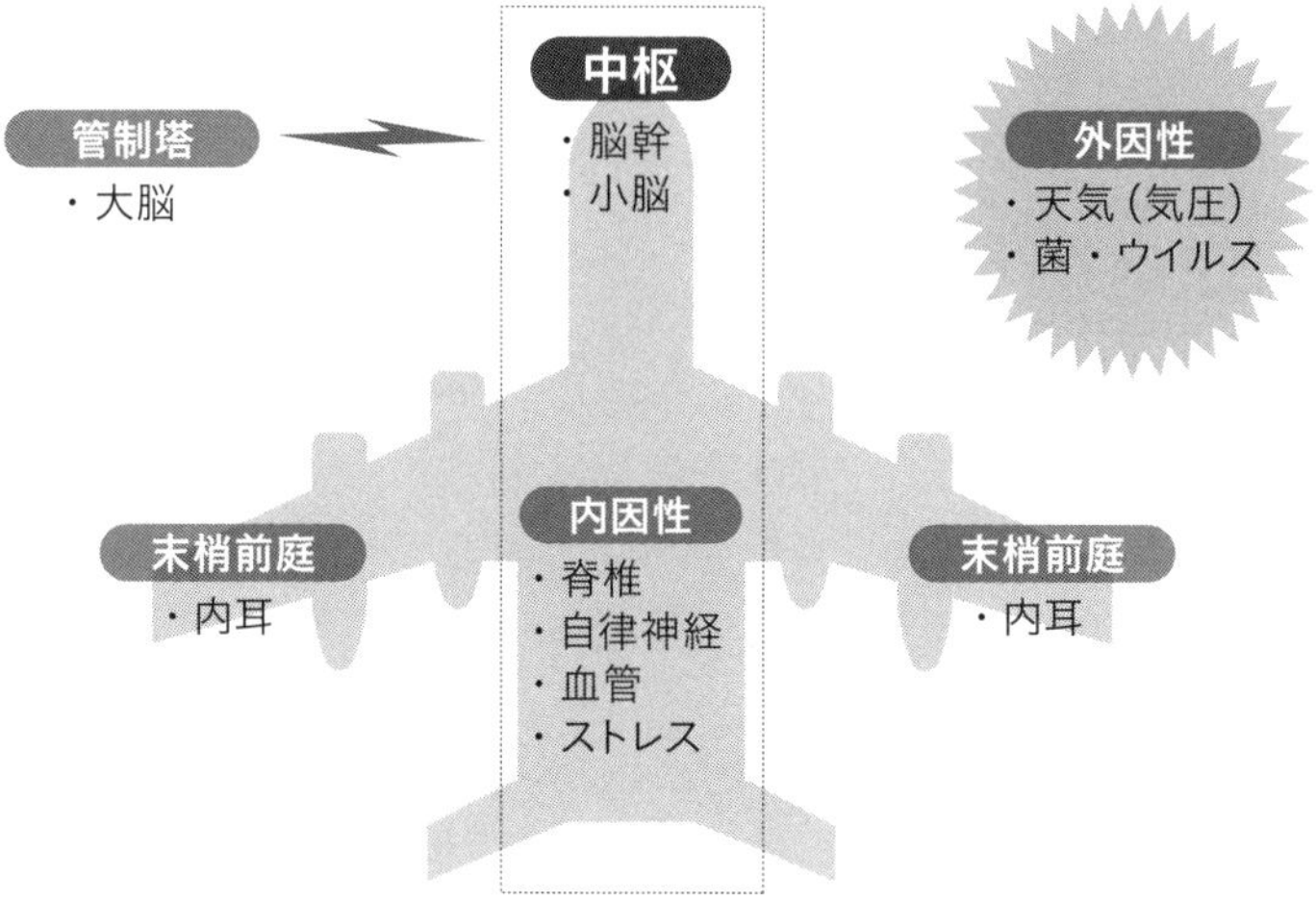

また、上の図にある飛行機の両翼についても触れておきましょう。

左右両側の内耳が障害を受けると、フワフワめまいが引き起こされることがあります。

今から100年以上前、1920年代初頭、ある人の両耳の神経を切ったところ、慢性的な浮動性めまいが起こったという研究報告（Dandy 1921）があります。つまり、それくらい昔から、一部の研究者にはこのことは知られていました。

現代では、梅毒や結核の治療薬である「ストレプトマイシン」や「カナマイシン」、心内膜炎などの治療薬である「アミカシン」や「ゲンタマイシン」などを服用した人が、薬害で両側の内耳に障害をきたします。ただし、これは、めったに見られない稀《まれ》なケースです。

また、フワフワめまいは、うつなどの心因性の原因によって起こることもあります。

このように多くの原因・誘因によってめまいが起こる可能性があるため、検査・診断において、きちんと真の原因を突き止めておく手順が欠かせないのです。

古くて新しい病気である

フワフワめまいという病気・症状があることは、昔から、多くの耳鼻咽喉科の医師が認識していました。

また、この100年の間に、研究者から慢性浮動性めまいを「症候群」(原因は不明だが、いくつかの症状が必ず現れるとき、病名に準じて使う医学用語)として見なそうという提案もされてきました。例えば、私の父である坂田英治《えいじ》が、フワフワめまいを「仮性ダンディ症候群」として症候群として扱うことを提案しています(1985)。

ただ、それを1つのまとまった病気の概念として捉えようという、学会としての大きな動きはほとんどありませんでした。

そこに、大きな変化が起こりました。

2017年のことです。

めまいの国際学会であるBarany学会から、慢性めまいの原因として、「PPPD(Persistent Postural-Perceptual Dizziness：持続性知覚性姿勢誘発めまい)」という新しい病気の概念が提案されたのです。

PPPDの診断基準も提案されています。その主なポイントをわかりやすく示してみましょう。

めまいの主な症状は？

・フワフワする感じがある

・足元がゆらぐような不安定な感じ

・自分自身、あるいは外界が揺らぐ感覚（ただし、グルグル回らない）など

めまいの頻度は？

・3カ月以上慢性的に続く

・ほぼ毎日、もしくは月の半分以上は起こる

・午前中はよいが、夕方になると悪化する

どんなときにめまいが起こるか

・立っているときや歩いているとき

・電車や車などの乗車中やエレベーターやエスカレーターに乗っているとき

・人混みで押されたとき

・人混みで、行き交う人や往来する車などの動いているものを見ているとき

・テレビやパソコンなどで複雑な視覚パターンを見たときなど

ほかの病気との関連(以下のような病気になったことがある)

・耳の病気(メニエール病など)

・内科的な病気(糖尿病、高血圧、不整脈、脳や胃の病気など)

・うつや不安症がある

＊PPPDは、先行した病気があり、それに続いて起こることがあるとされています

フワフワめまいの背景因子と考えられるもの

・両側内耳の異常
・脳血管障害の後遺症
・うつ、不眠、不安
・脊椎の異常
・自律神経の異常
・フレイル（サルコペニア、ロコモティブシンドローム）

　このようなＰＰＰＤの特徴と、自分のめまいを照らし合わせてみましょう。症状が合致するようなら、ＰＰＰＤの可能性があることになります。

　ただし、ＰＰＰＤについては、耳鼻咽喉科の現在の検査手段によってこの病気と確定診断する方法はありません。

　そうした意味でも、この病気は捉えにくいのです。

　しかも、ＰＰＰＤの特徴の１つとしても挙げられていますが、ほかのめまい（メニエール病や良性発作性頭位めまい症など）が先行して起こったり、あるいは同時に併発することがあったりして、その点も手ごわいのです。

　こうした特徴があるからこそ、耳鼻咽喉科での診断・検査が重要になるといってもよいでしょう。

先行、もしくは併発しているめまいの病気がある場合、そちらの治療もしっかり行う必要があります。

また、ＰＰＰＤでは、うつなどの心因性の原因についても目配りがなされています。つまり、検査によって、心因性の要因が大きく関わっていることが判明した場合、精神科的な治療を行うことが求められることになります。


ＰＰＰＤは、新しく提案された病気です。現在の段階では、確定診断する方法がないだけではなく、これという確立された治療法もまだありません。

第２章では私たちのクリニックでの治療法を説明させていただきますが、多くの耳鼻科医がいろいろな治療法を併用することで、フワフワめまいの症状を改善へ導こうとしています。

そうした多くの治療手段の１つとして、本書が提案する自律神経に対するアプローチは、フワフワめまいの改善法として有効です。

また、ＰＰＰＤに心因性の要因が関わっているケースでも、本書の自律神経を整える方法は試す価値があります。

なぜなら、ストレスや過労、生活習慣の要因などによって自律神経が乱れると、自律神経失調の症状として、うつ状態が起こってくるケースがしばしばあるからです。

言い換えれば、食事を中心とした生活習慣の改善によって自律神経を整え、その乱れた自律神経のバランスが回復すれば、症状としてのうつ、そしてそこから生じるフワフワめまいもよくなっていく可能性があります。

これは、心因性以外に原因があって、フワフワめまいが起こっている場合にも当てはまります。

例えば、生活習慣の1つ（栄養不良、亜鉛不足によって）がフワフワめまいと密接に関連している場合でも、自律神経の調整のため生活習慣を変えていくことが、いい影響を与えることは改めていうまでもありません。

フワフワめまいを治すために

フワフワめまいを治すためにどうしたらよいのか、ここで簡単にまとめておきましょう。

・フワフワめまいの原因は複数考えられる。そのなかで、自分のフワフワめまいの真の原因を探すことが第一

・フワフワめまいの主な原因の1つが、自律神経のバランスの乱れによるもの。非常に多くの人が悩まされていると考えられる

・めまいが耳鼻咽喉科で、「原因不明」「異常なし」と診断されてしまった場合、自律神経の乱れが関連している可能性がある

・心因性が疑われるケースでも、本書の提案する自律神経の食事療法は有効

続く第2章では、フワフワめまいの検査と治療法についてお話しします。

第2章
フワフワめまいを改善する3つのポイント

めまいの検査や治療の流れ

私のクリニックで行っているフワフワめまいの検査や治療について、大きな流れを説明しましょう。

フワフワめまいの診療の主な流れ
①原因探索
②環境調整（生活習慣の改善を含む）
③カクテル療法（複数の薬を組み合わせて処方する療法）
④リハビリテーション

まずは原因探索です。これは、文字通り、原因を探すことです。

聴力検査、X線検査、目の動きの検査、自律神経機能検査、脳幹・小脳の機能検査などが行われます。

聴力検査は内耳の状態を調べるため、X線検査は頸椎の状態を調べるため、自律神

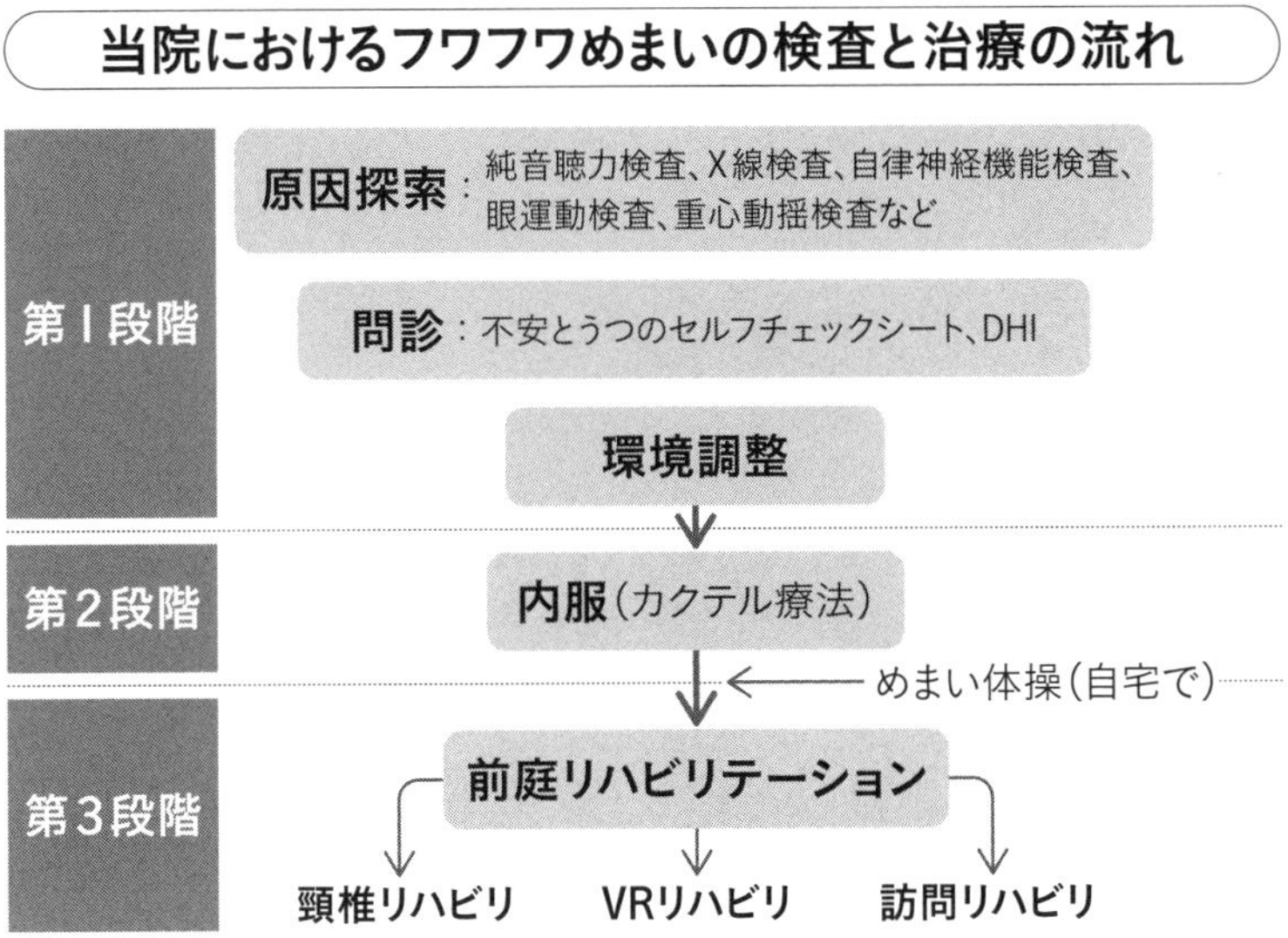

経機能検査は心電図などを使って、自律神経の状態を調べるために行います。

なお、自律神経機能検査は、患者さんが自宅で行うことも可能です。

横になった状態から起立直後と、起立して10～15分後の状態で、それぞれ血圧と脈拍を測定します。

２つの測定を比較し、最高血圧の低下が21㎜Hg以上、脈拍の増加が21回／分以上あった場合、自律神経調節障害が疑われます。

また、原因の１つとして疑われる心因性の要因が、どの程度関わっているかも調査します。そのために、

「うつのチェックシート」（43ページ参照）

「不安のセルフチェックシート」（44～45

ページ参照）に記入していただきます。

そのうえで、**「DHI（めまいの問診票：Dizziness Handicap Inventory）」（46〜47ページ参照）**というアンケートにお答えいただきます。

DHIは、フワフワめまいによって、日常生活にどんな支障をきたしているかを調べるものです。「はい」の数が少なければ、よい状態ということになります。このアンケートは、患者さんが自分の状態を知るうえで、とても重要です。

さまざまの検査やチェックシートなどで原因を探したのち、環境調整を行います。

環境調整とは、患者さんの生活のなかで問題点となる部分を洗い出したのち、その解決を目指してもらうものです。

毛染め、カフェインや香辛料の摂取、喫煙、過度の飲酒なども問題点になります。

毛染めを例にとれば、最近では毛染めは広く普及し、黒髪ばかりではなく、鮮やかなパステルカラーの髪をした高齢者も見かけることが増えてきました。

うつのチェックシート

文章を読んで当てはまるものを選んでください

		ない	ときどきある	かなりある	常にある
1	気分が沈んで憂うつだ	1	2	3	4
2	朝方はいちばん気分がよい	4	3	2	1
3	泣いたり、泣きたくなったりする	1	2	3	4
4	夜よく眠れない	1	2	3	4
5	食欲は普通だ	4	3	2	1
6	まだ性欲がある（独身者の場合、異性に対する関心がある）	4	3	2	1
7	やせてきたことに気がつく	1	2	3	4
8	便秘をしている	1	2	3	4
9	ふだんよりも動悸がする	1	2	3	4
10	なんとなく疲れる	1	2	3	4
11	気持ちはいつもサッパリしている	4	3	2	1
12	いつもと変わりなく仕事をやれる	4	3	2	1
13	落ち着かず、じっとしていられない	1	2	3	4
14	将来に希望がある	4	3	2	1
15	いつもよりイライラする	1	2	3	4
16	たやすく決断できる	4	3	2	1
17	役に立つ、働ける人間だと思う	4	3	2	1
18	生活はかなり充実している	4	3	2	1
19	自分が死んだほうがほかの者はらくに暮らせると思う	1	2	3	4
20	日ごろしていることに満足している	4	3	2	1
	合計点				

合計点	うつ症状の程度
20〜39	正常
40〜47	軽度のうつ状態
48〜55	中等度のうつ状態
56〜	重度のうつ状態

不安のセルフチェックシート−1

文章を読んで
あなたの現在の気持ちを
いちばんよく表すものを選んでください

		まったく当てはまらない	いくぶん当てはまる	かなりよく当てはまる	非常によく当てはまる
1	おだやかな気持ちだ	4	3	2	1
2	安心している	4	3	2	1
3	緊張している	1	2	3	4
4	ストレスを感じている	1	2	3	4
5	気らくである	4	3	2	1
6	気が動転している	1	2	3	4
7	何かよくないことが起こるのではないかと心配している	1	2	3	4
8	満足している	4	3	2	1
9	おびえている	1	2	3	4
10	快適である	4	3	2	1
11	自信がある	4	3	2	1
12	神経過敏になっている	1	2	3	4
13	イライラしている	1	2	3	4
14	ためらっている	1	2	3	4
15	くつろいでいる	4	3	2	1
16	満ち足りた気分だ	4	3	2	1
17	悩みがある	1	2	3	4
18	まごついている	1	2	3	4
19	安定した気分だ	4	3	2	1
20	楽しい気分だ	4	3	2	1
	合計点				

男性

合計点	評価段階
64〜80	5
52〜63	4
41〜51	3
32〜40	2
20〜31	1

女性

合計点	評価段階
66〜80	5
55〜65	4
45〜54	3
35〜44	2
20〜34	1

不安のセルフチェックシート-2

文章を読んで
あなたがふだん感じている気持ちを
いちばんよく表すものを選んでください

		ほとんどない	ときどきある	たびたびある	ほとんどいつもある
21	楽しい気分になる	4	3	2	1
22	神経質で落ち着かない	1	2	3	4
23	自分に満足している	4	3	2	1
24	取り残されたように感じる	1	2	3	4
25	気が休まっている	4	3	2	1
26	冷静で落ち着いている	4	3	2	1
27	困ったことが次々に起こり克服できないと感じる	1	2	3	4
28	本当はそう大したことでもないのに心配しすぎる	1	2	3	4
29	幸せだと感じる	4	3	2	1
30	いろいろ頭に浮かんできて仕事や勉強が手につかない	1	2	3	4
31	自信がない	1	2	3	4
32	安心感がある	4	3	2	1
33	すぐに物事を決めることができる	4	3	2	1
34	力不足を感じる	1	2	3	4
35	心が満ち足りている	4	3	2	1
36	つまらないことが頭に浮かび悩まされる	1	2	3	4
37	ひどく失望するとそれが頭から離れない	1	2	3	4
38	落ち着いた人間だ	4	3	2	1
39	気になることを考え出すと緊張したり混乱したりする	1	2	3	4
40	うれしい気分になる	4	3	2	1
	合計点				

男性

合計点	評価段階
64〜80	5
53〜63	4
43〜52	3
34〜42	2
20〜33	1

女性

合計点	評価段階
63〜80	5
50〜62	4
40〜49	3
31〜39	2
20〜30	1

DHI（めまいの問診票）

この調査の目的は、あなたがめまいによって日常生活上どのような支障をきたしているのかを知ることにあります。めまいの改善があるかを経時的に評価します。

それぞれの質問に「はい」「ときどき」「いいえ」のどれかに○をしてください。

1	上を見るとめまいは悪化しますか？	はい　ときどき　いいえ
2	めまいのためにストレスを感じますか？	はい　ときどき　いいえ
3	めまいのために出張や旅行などの遠出が制限されますか？	はい　ときどき　いいえ
4	スーパーマーケットなどの陳列棚の間を歩くときにめまいが増強しますか？	はい　ときどき　いいえ
5	めまいのために寝たり起きたりすることに支障をきたしますか？	はい　ときどき　いいえ
6	めまいがひどいために映画、外食、パーティーなどに行くことを制限していますか？	はい　ときどき　いいえ
7	めまいのために本などを読むのがむずかしいですか？	はい　ときどき　いいえ
8	スポーツ、ダンス、掃除や皿を片付けるような家事などの動作でめまいが増強されますか？	はい　ときどき　いいえ
9	めまいのために1人で外出するのが怖いですか？	はい　ときどき　いいえ
10	めまいのために人前に出るのがいやですか？	はい　ときどき　いいえ
11	頭を素早く動かすとめまいが増強しますか？	はい　ときどき　いいえ
12	めまいのために高いところへは行かないようにしていますか？	はい　ときどき　いいえ

13	寝返りをするとめまいが増強しますか？	はい	ときどき	いいえ
14	めまいのために動きの激しい家事や庭掃除などをすることが困難ですか？	はい	ときどき	いいえ
15	めまいのために周囲から自分が酔っているように思われているのではないかと心配ですか？	はい	ときどき	いいえ
16	めまいのために1人で散歩に行くことが困難ですか？	はい	ときどき	いいえ
17	歩道を歩くときにめまいは増強しますか？	はい	ときどき	いいえ
18	めまいのために集中力が妨げられていますか？	はい	ときどき	いいえ
19	めまいのために夜暗い中、家の周囲を歩くことが困難ですか？	はい	ときどき	いいえ
20	めまいのために家に1人でいることが怖いですか？	はい	ときどき	いいえ
21	めまいのために自分がハンディキャップを背負っていると感じますか？	はい	ときどき	いいえ
22	めまいのために家族や友人との関係にストレスが生じていますか？	はい	ときどき	いいえ
23	めまいのために気分が落ち込みがちになりますか？	はい	ときどき	いいえ
24	めまいのためにあなたの仕事や家事における責任感が損なわれていますか？	はい	ときどき	いいえ
25	体をかかがめるとめまいが増強しますか？	はい	ときどき	いいえ

毛染めに使われる溶液のなかには、アニリン色素という染料成分の誘導体《ゆうどうたい》（アニリンを変化させた化学物質）が含まれています。このアニリン色素が、髪から頭皮に染み込み、前庭小脳《ぜんていしょうのう》に蓄積して、めまいや耳鳴り、難聴を引き起こすのです。

誘導体とはいえ、アニリン色素の毒性が残っており、しかも体内に吸収されると排出されにくいため、毛染めをくり返すほど、めまいを起こしやすくなります。

こうした生活上の問題点が見つかった患者さんには、「毛染めをやめてもらう」といった対策を提案することになります。

ほかに、「カフェインの摂取を控える」「香辛料を控える」「就寝3時間前にはアルコールを控える」「就寝1時間前にはスマホを見るのをやめる」といったような生活習慣の改善を行います。

あわせて、生活習慣全般についても、食事指導などをし、患者さんに実践していただきます。

この環境調整を、1~2週間行います。

この間、投薬は行いません。薬の影響を排除して、そのほかの環境調整の効果の度合いを知るためです。

環境調整を行っても、めまいの改善が見られなかった場合、カクテル療法を行います。

カクテル療法とは、複数の薬を患者さんの症状や体質に合わせて、組み合わせて投与し、症状を抑える治療です。「多剤併用療法」ともいいます。どのような薬を組み合わせるかは、医師の判断によるもので、フワフワめまいに関して決まった組み合わせがあるわけではありません。あくまで、患者さんの症状を診て、オーダーメイドで決めていきます。

カクテル療法でも改善が見られない場合、患者さんの状態に応じたリハビリテーション（機能回復訓練）が行われます。

ストレートネックでフワフワめまいが起こっていたり、頸椎に問題があったりする人は、首の筋肉の緊張をやわらげて可動域を広げるリハビリを行います。

平衡感覚を生み出している三半規管や耳石器に問題がある人は、動く物を目で追って平衡感覚を鍛えるリハビリを行います。

めまいのリハビリは、まだまだ確立されていない分野です。

前庭リハビリが一般的ですが、当院では、ＶＲ（Virtual Reality＝仮想現実）技術を使ったリハビリで脳を刺激し、フワフワめまいを改善する試みも行っています。

こうしたリハビリを行っても効果が現れない場合、心因性のめまいと診断し、心療内科や精神科への転院をお勧めしています。

「体操」「食事」「睡眠」が重要

フワフワめまいのセルフケアについてお話ししましょう。

フワフワめまいの主要な原因は、自律神経の乱れです。

これが内耳の障害などであったなら、耳鼻咽喉科で適切な治療を受ければよくなるでしょう。

しかし、自律神経の乱れの場合、生活の改善を行うことによって、直接、自律神経に働きかけ、その乱れを整えます。

実際、私たちのクリニックでは、フワフワめまいの患者さんに自律神経を整えるセルフケアを提案し、大きな成果を上げてきました。

では、その方法をご紹介しましょう。

自律神経の乱れを引き起こす最大の原因は、ストレスです。

もちろん、原因となるストレスをスッキリ解消できるなら、なんの問題もありません。しかし、ストレス社会に生きる私たちにとって、日々のストレスは簡単に解消できるものではないでしょう。

解消したいと思っても、どうすることもできない。また、知らず知らずのうちにたまってしまうのがストレスです。

私のクリニックでは、フワフワめまいの患者さんたちにさまざまなストレス解消法を試していただきながら、あわせて乱れた自律神経を整える方法を提案しています。

ポイントとなるのが、「体温」「食事」「睡眠」の3つの要素です。

まず、体温について。

私たちの体温は、1日を通してずっと一定なわけではありません。1日うちで、高くなったり低くなったりと変動しています。これを体温の「日内変動」といいます。

一般的には、体温は朝方から次第に上昇し、午後2時頃に最も高くなり、夜から明け方にかけて下がります。最も高い体温と低い体温を比較すると、約1℃くらいの違いがあります。

この日内変動は、かなりの個人差があり、変動幅が少ない人もいれば、変動幅の大きい人もいます。

これらの体温をコントロールしているのが、自律神経です。

この体温の日内変動を見ていくと、自律神経の状態がどのようになっているのか、それを推測することができます。

当院では、初診の患者さんに対して、「体温記録表」を渡して、毎日の体温の変化を記録してもらっています（54～55ページ参照。拡大コピーして記入しましょう）。

1日のうち、朝食前、昼食後の午後2時もしくは帰宅後、就寝前の3回です。記録を取ることで、ご自分の体温の日内変動を知ることができます。

当院の中村由美《なかむらゆみ》言語聴覚士がまとめたところによると、体温の日内変動のタイプには、「平坦型」「変動型」「夜間上昇型」の3つがあることがわかっています（左ページ参照）。

フワフワめまいの患者さんの体温を調べてみると、総じて体温が低い傾向にあります。

ちなみに、基礎代謝（安静にしているときに消費するエネルギーの量）が低い高齢者や、冷え症、低血圧の人も体温が低めです。

体温が1℃下がると、免疫力（体内に病原体が侵入しても発病を抑える力）が30％

体温のタイプ

平坦型

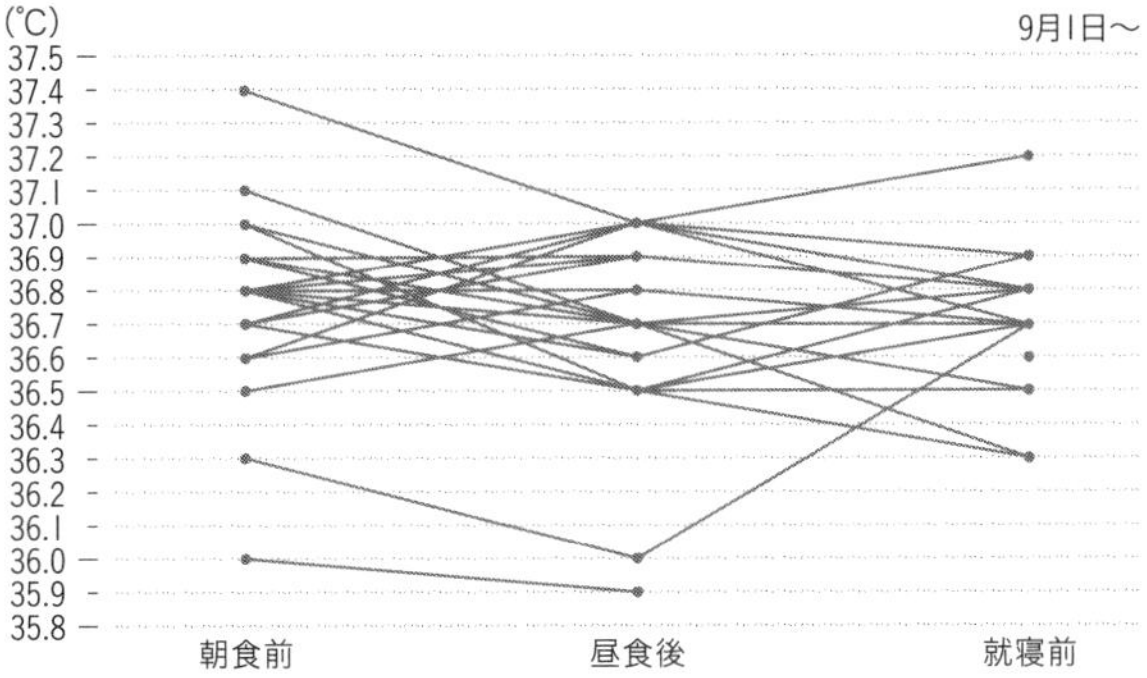

変動型

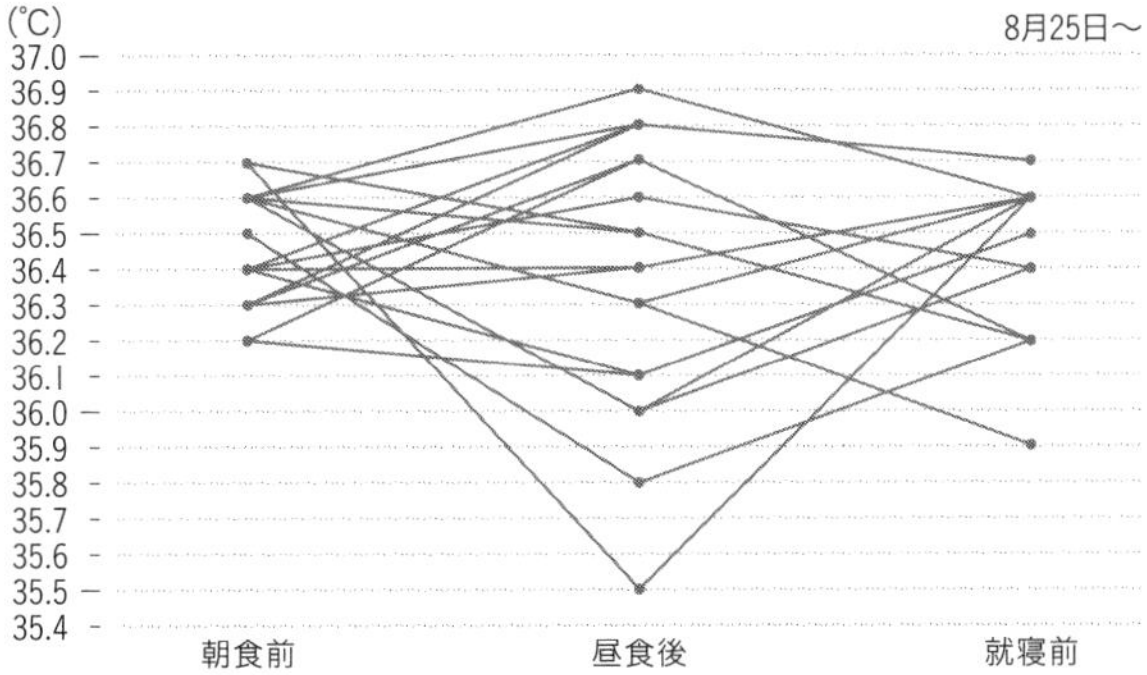

夜間上昇型

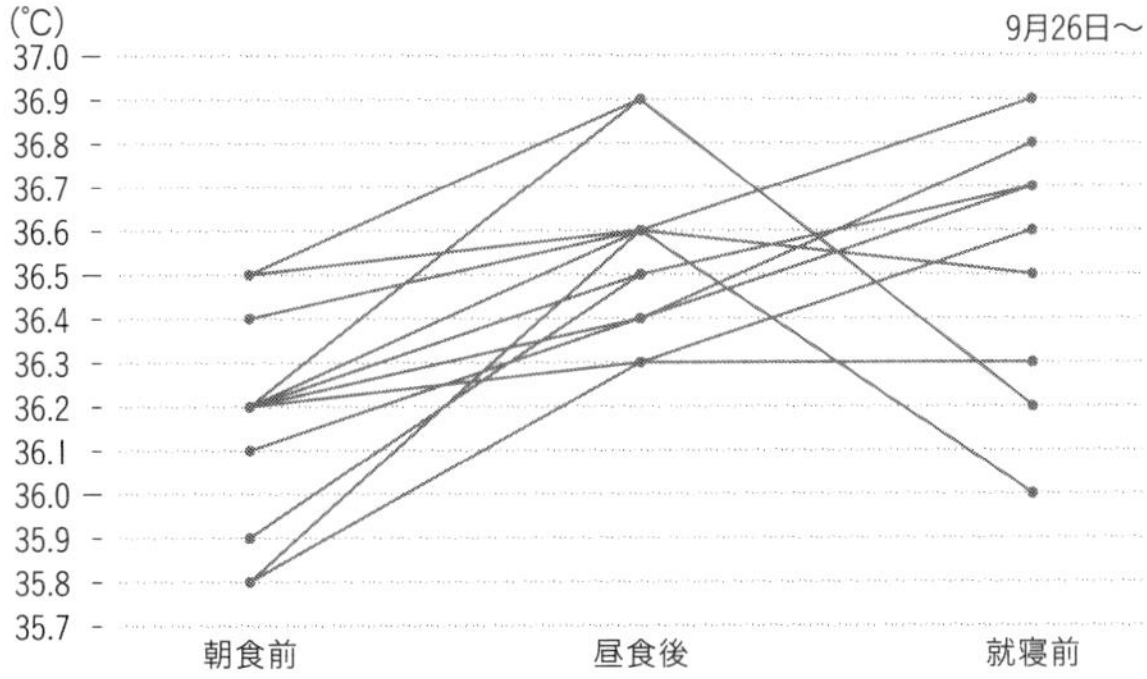

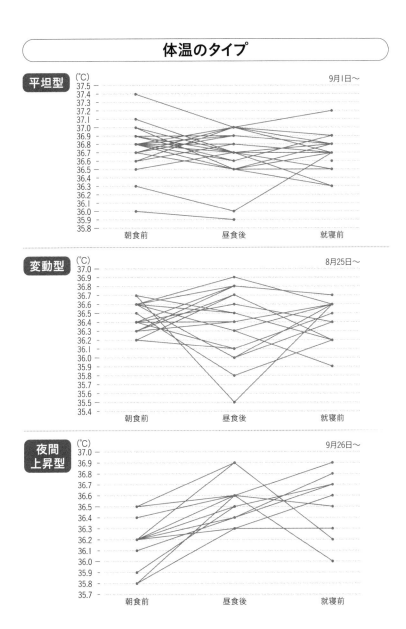

※コピーしてお使いください。

月　日	月　日	月　日	月　日
℃	℃	℃	℃
℃	℃	℃	℃
℃	℃	℃	℃
朝食前　昼食後　就寝前	朝食前　昼食後　就寝前	朝食前　昼食後　就寝前	朝食前　昼食後　就寝前

月　日	月　日	月　日	月　日
℃	℃	℃	℃
℃	℃	℃	℃
℃	℃	℃	℃
朝食前　昼食後　就寝前	朝食前　昼食後　就寝前	朝食前　昼食後　就寝前	朝食前　昼食後　就寝前

体温記録表

日付	月　日	月　日	月　日
朝食前	℃	℃	℃
昼食後14:00または帰宅後	℃	℃	℃
就寝前	℃	℃	℃
グラフ (℃)37.0 36.5 36.0 35.5 35.0	朝食前 昼食後 就寝前	朝食前 昼食後 就寝前	朝食前 昼食後 就寝前
睡眠、体調 備考			

日付	月　日	月　日	月　日
朝食前	℃	℃	℃
昼食後14:00または帰宅後	℃	℃	℃
就寝前	℃	℃	℃
グラフ (℃)37.0 36.5 36.0 35.5 35.0	朝食前 昼食後 就寝前	朝食前 昼食後 就寝前	朝食前 昼食後 就寝前
睡眠、体調 備考			

下がるともいわれています。

自律神経のバランスが乱れ、機能が落ちている結果として、体温の低下（それに伴う免疫力の低下）が起こっている可能性があります。

低体温であることがわかった場合、体温を上げる必要があります。

とはいえ、単純に体温を上げればよいということではありません。

1日のなかで理想的な曲線を描くように、体温を上げる必要があるのです。

体温で自律神経のバランスがわかる

「体内時計」という言葉を、どこかで耳にしたことがある人も多いことでしょう。

人には、体温やホルモンの分泌などのさまざまの体の働きを保つ機能として、24時間周期のリズム（概日《がいじつ》リズム＝サーカディアンリズム）を刻む体内時計が備わっています。

体内時計の働きにより、意識していなくとも日中は活動的になり、夜になれば眠くなります。この体内時計のリズムに従って、私たちの体温は起床直後から上昇し、昼食後の午後2時頃にピークに達し、そこから徐々に低下して、睡眠時に最も低くなるように設定されています。

理想は、58ページの上にあるグラフの体温変化です。

実は、フワフワめまいの人の体温の日内変動を見ると、このような標準的な変動になっていないことが多いのです。

1日じゅう体温が低いままであったり、夜になって体温が上昇してしまったり、というような体温変動の変調がしばしば見られます。

例えば、めまいに悩む80歳の女性の体温の日内変動を見ると、夜になって体温が上昇していました。

また、やはりめまいに悩む47歳の女性は、昼に体温が下がっていました。

こうした体温の日内変動に変調が起こっているということは、すなわち体温をコントロールしている自律神経のバランスの乱れの現れと考えられます。

58ページの下にある体温変化のグラフは、めまいと耳鳴りに悩んでいた38歳の女性のものです。

それまでの食事では、体温の日内変動は、ある程度は山なりではあるものの、平坦な変化に留まっていました。

しかし、私の指導によって食事を変えると、体温は朝は低く、昼は以前よりも高く

理想的な体温変化

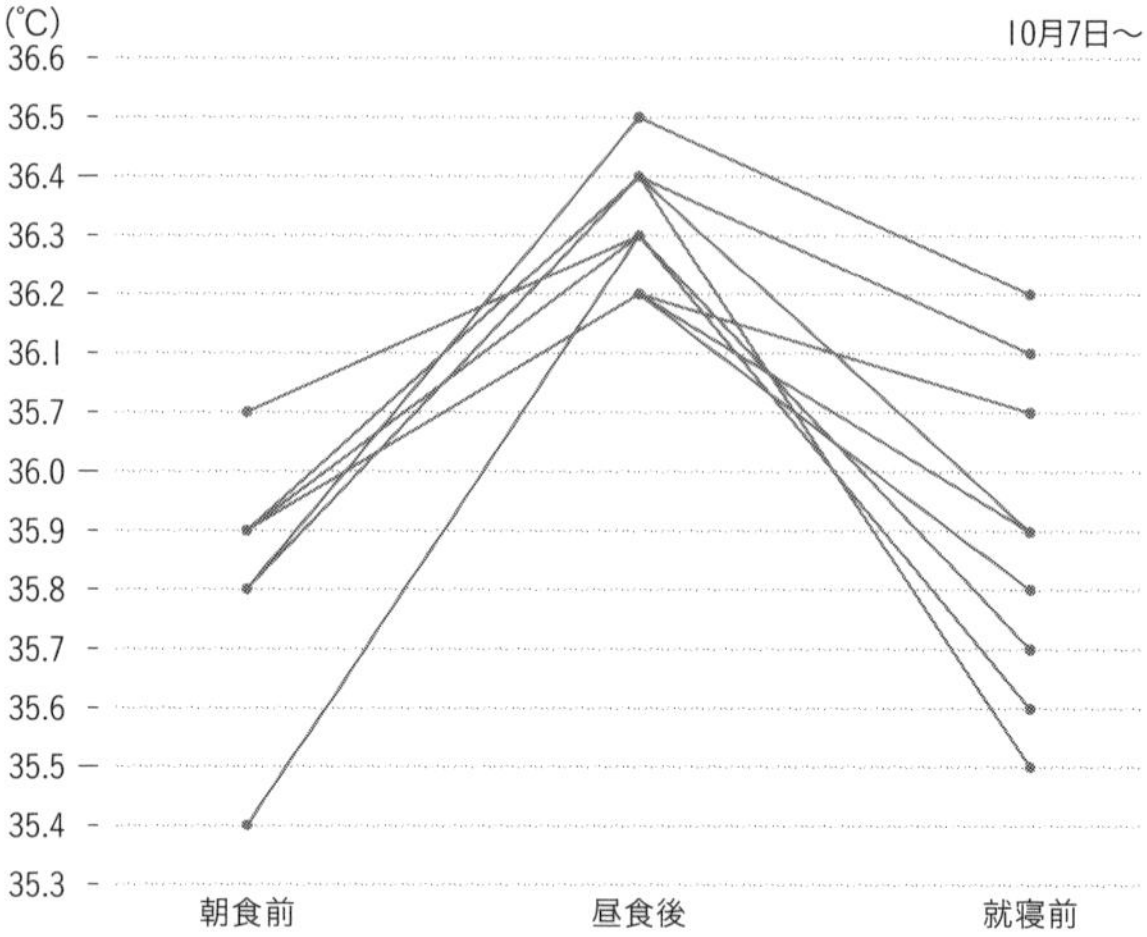

体温変化の改善例

めまい・耳鳴り(38歳 女性)

生活指導後

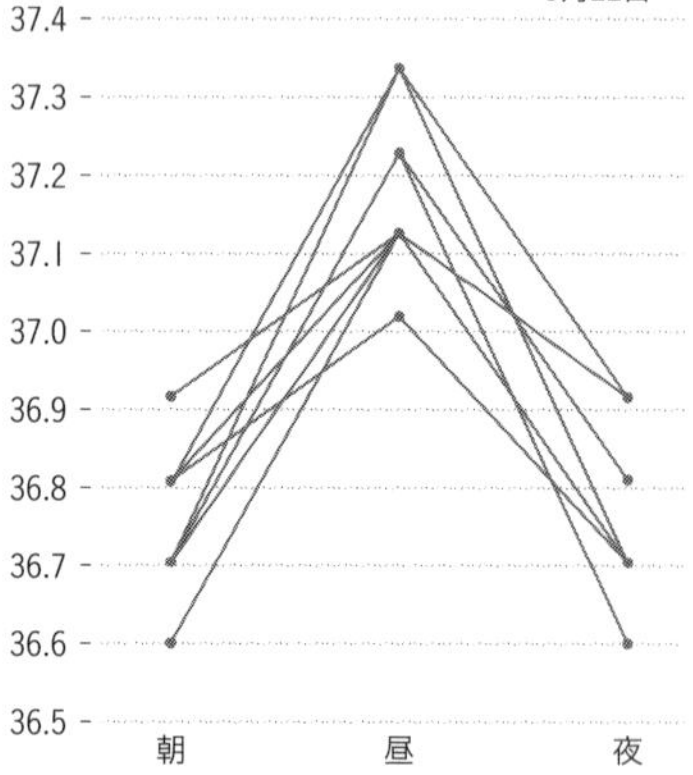

生活指導前

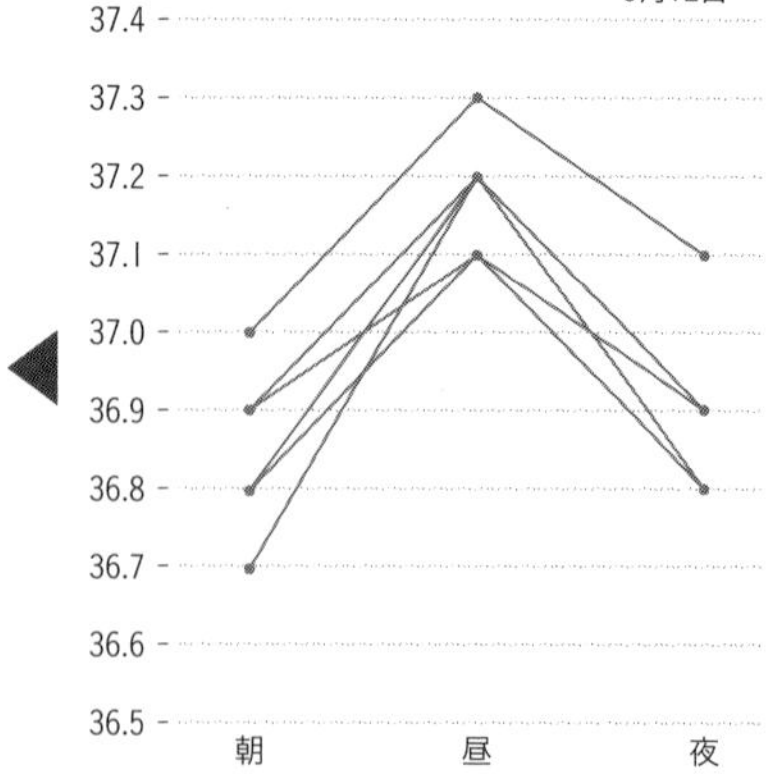

なり、夜は再び低くなるようになりました。1日の体温の変化に、明らかにメリハリがつくようになったのです。

こうした体温変化によって、自律神経の乱れが整い、めまいなどの症状も改善に向かいました。

フワフワめまいの患者さんに体温を記録してもらうのは、こうした体温変化の変調がないかどうかを確認するためです。

体温変化の変調がある人は、自律神経が乱れているということ。体温変化の変調を改善する（＝自律神経のバランスの乱れを整える）必要があります。

体温変化の変調を改善するためには、どうしたらいいのでしょうか。

体内時計は、脳の視床下部《ししょうかぶ》の「視交叉上核《しこうさじょうかく》」と呼ばれる部分に、主（親）時計があります。

通常、体内時計は、朝、日の光を浴びることによってリセットされています。

ですから、自律神経が乱れがちの人は、できる限り規則正しく生活すること。朝、起きたら、日の光を浴びることが勧められます。それが体内時計をリセットし、自律神経を整えるのに役立つからです。

体内時計のリセットのために使えるのは、光刺激だけではありません。また、別の方法もあるのです。

食事が体内時計をリセットする

ここで、「時間栄養学」について説明しておきましょう。

生物の生体リズムを研究する分野として、「時間生物学（Chronobiology）」という学問があります。

これは、要するに、生体リズムの基となる体内時計を研究する生物学です。

「時間栄養学（Chrono-nutrition）」とは、この時間生物学の考え方を取り入れたもので、「体内時計を考慮に入れた栄養学（Nutrition）」とお考えいただければよいでしょう。

これまでの栄養学というのは、1日のうちにどれだけの栄養を摂取すればいいのかということが主要テーマでした。これに対して、時間栄養学では、時間という切り口から栄養を考えます。

同じ食品を摂るにせよ、それを1日のうち、いつ摂れば効果的なのか。摂る時間によってよい効果をもたらす場合もあれば、悪い効果をもたらす場合もあります。また、摂る時間帯によって、体内時計への影響も違ってくるのです。

この時間栄養学を踏まえて、私がフワフワめまいの患者さんにお勧めしているのが、時間帯ごとの食事によって、胃や腸を含む消化管を刺激することです。

体内時計は、脳の視床下部にある主（親）時計のほかに、体内の各所、内臓や末梢組織の細胞にも親時計とは別に働く副（子）時計があり、それぞれが機能しています。特定の時間帯に、ある一定の食事を摂って消化管を刺激することにより、この腸内の子時計（これを「腸内時計」と呼びます）を刺激することができます。これによって、体内時計のリセットが可能になるのです。

私のクリニックでは、生物にとって欠かすことのできない活動である食事によって、腸内時計をリセットし自律神経のバランスの乱れを整える方法を提案しています。

食事内容や食事の仕方を変えることで、フワフワめまいの改善へ導くのです。

次章では、腸内時計をリセットする食事の具体的な方法を詳しくご紹介しましょう。

第3章

フワフワめまいを治す食事6カ条

自律神経を整える食事のルール

本章では、食事を通じて自律神経を整える方法をご紹介します。

これからご説明する食事に関する「基本の6カ条」を守っていただくことにより、体内リズムを整えることを目指します。

フワフワめまいに悩む人は、自律神経のバランスが乱れています。それにより、体温の日内変動も健康的なパターンが崩れていることが多いのです。

食事を改善することにより、腸内時計を刺激し、体内リズムを整えます。これを続けていき、自律神経を整えます。

また、本章後半では、補足として腸自体を整える方法もお話しします。

腸と脳の間には密接な関連があります。

この関係性は、「脳腸相関《のうちょうそうかん》」と呼ばれ、近年、研究が盛んです。脳腸相関を活用して、腸の状態を改善することが、自律神経のバランスを整えることにもつながっていきます。

フワフワめまいに効く食事の基本6カ条

1 朝起きたらすぐに
コップ1杯の白湯を飲む

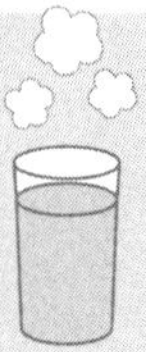

2 朝食では
体を温める食材を摂る

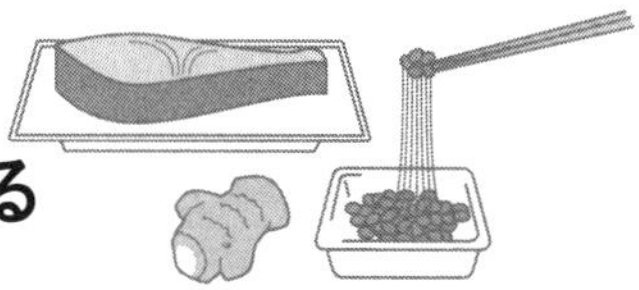

3 昼食は軽めにして
80〜100gの糖質を
摂取する

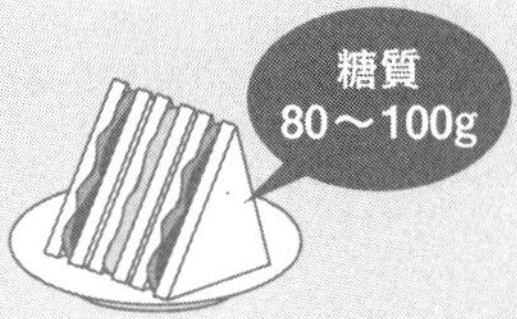

4 おやつにはコップ1杯の
常温のハチミツレモン水を飲む

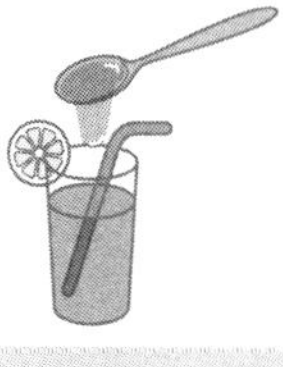

5 夕食では
体を冷やす食事を摂る

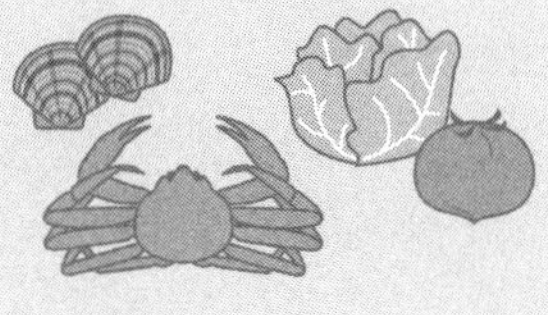

6 寝る前にコップ1杯の
冷たい水を飲む

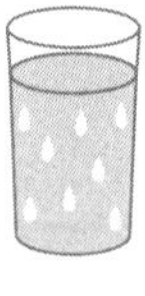

食事の要点は、65ページのリストの通りです。
それぞれの項目について、詳しく解説していきましょう。

基本の6カ条 1 朝起きたらコップ1杯の白湯を飲む

まず、朝起きたら、コップ1杯の白湯《さゆ》を飲む習慣をつけましょう。
沸騰させたお湯を冷まして、37℃前後の人肌になるまで待ってから飲みます。
白湯を飲む理由は、3つあります。

朝起きたら白湯を飲む3つの理由

① 体内時計をリセットする
② 体温を上昇させる
③ 副腎皮質《ふくじんひしつ》ホルモンの分泌を促進する

白湯を飲むことによって、腸が刺激され、体内時計のリセットに役立ちます。

また、体温の日内変動では、1日のうち、朝方が最も体温が低くなっていますが、これを上昇させる効果があります。

フワフワめまいに悩む人は、1日を通じて体温が低めであったり、体温の日内変動が健常者とは違ったパターンになったりしている人も多いものです。

朝、起床したら、白湯や朝食(この後、詳しく説明します)で体温を上げることが、体温の日内変動を正常化させるための第一歩となります。

加えて、副腎皮質ホルモンの分泌を促進する効果についても触れておきましょう。

そもそも副腎《ふくじん》とは、小さな三角形をした形の臓器で、左右の腎臓の上にそれぞれあり、体に大事なホルモンを作る役割を担っています。その副腎の外側部分が、副腎皮質になります。

副腎皮質から放出される副腎皮質ホルモンには2種類ありますが、生命維持のために絶対欠かせないのが「コルチゾール」です。ストレスへの適応力や、抵抗力を高めたり、糖代謝の調節を行ったり、炎症反応を抑制する働きなどを持ちます。

コルチゾールの働きを知るうえで、「ACTH単独欠損症」という病気があります。

この病気は、脳から出て副腎を刺激し、副腎皮質ホルモンの分泌を促すACTH(副腎皮質刺激ホルモン）の量が低下する病気です。副腎からの副腎皮質ホルモンの分泌量が減り、全身の倦怠感や食欲不振、低血圧、低血糖などといった症状が起こります。副腎皮質ホルモンは、別名「やる気ホルモン」とも呼ばれ、この病気になると、要はやる気がなくなってしまうのです。

東北女子大学（現柴田学園大学）の加藤秀夫《かとうひでお》元教授の研究（「時間栄養学から食育を科学する（総説）」（＊1）によれば、副腎皮質ホルモンの分泌は、光による刺激（明暗サイクル）よりも、1日を通した食事のリズム（摂食サイクル）に依存していると報告されています。

加藤教授の研究チームは、これをラットの実験から始めて、人での臨床研究でも確認しました。

白湯を起き抜けに飲む、そして朝食を摂ることによって、摂食リズムが整い、正しいホルモン分泌を促すようになると考えられます。

基本の6カ条 2

朝食では、体を温める食材を摂る

朝食は摂らないという人もたくさんいますが、これは健康のために決していいことではありません。

朝、起きたときは、前日の夕食を済ましてから、かなりの時間が経っています。体内のエネルギーが足りなくなっているのです。

朝食抜きで出かけるということは、頭も、体も、エネルギー不足の状態で活動を始めることと同じです。脳の唯一のエネルギー源である糖質（グルコース）も足りていません。頭も働かず、判断力も落ちています。

こうした事態を避けるために、朝食には、1日の活動を始めるためのエネルギーを補給する必要があります。

朝は、しっかりエネルギーになるものを補給しましょう。

すぐに活動のエネルギーとなるものといえば、まずは糖質（炭水化物から食物繊維を除いたもの）。それと、たんぱく質です。

塩分も、適切な量を摂る必要があります。

寝ている間に汗をかき、体内からは約200〜400㎖の水分が失われています。汗といっしょに塩分も失われていますから、朝食では失われた水分や塩分の補給も行う必要があるのです。

また、白湯の項で述べた通り、朝食もまた、以下の3つの効果があります。

朝食を摂る3つの効果

①体内時計をリセットする

②体温を上昇させる

③副腎皮質ホルモンの分泌を促す

白湯と朝食を摂ることによって、体内時計をリセットし、「朝が来た」という情報を体中に行き渡らせる必要があるでしょう。

このなかでも、特に重視したいのが体温を上昇させる効果です。

体温は、朝方、最も低くなっていますから、それを上昇させる必要があります。そのためにお勧めしたいのが、「体を温める食材」を摂ることです。

体を温める食材としては、以下のようなものが考えられます。

体を温める食材

根菜類：ゴボウ・ニンジン・ショウガ・ヤマイモなど

寒い地方で育った食材：サケ・イクラなど

発酵食品：納豆・みそ・ぬか漬けなど

私のクリニックでは、患者さんに「体温を調整する食材一覧（食材における五性の分類）」をお渡しし、毎日の献立の参考にしてもらっています（詳しくは85ページ参照）。

例えば、朝は典型的な和食である**「ごはん、みそ汁、焼き魚、卵、納豆、漬物」**の組み合わせは理想的です。

ごはんによって糖質を摂れます。卵や焼き魚、納豆によってたんぱく質の補給もできます。

野菜をたくさん使った具だくさんのみそ汁を作れば、野菜を多めに摂取できて、栄養バランスがよくなります。

焼き魚にサケを選んだり、みそ汁の具材としてゴボウやニンジンを取り入れたりするのなら、体を温める食材も摂取できます。納豆、みそ汁、漬物はいずれも発酵食で、これらも体を温める食材になります。

こうした点から和食は、体を温める食材を摂るうえで非常に重宝する食事のスタイルであるのです。

また、当クリニックの管理栄養士・亀坂《かめさか》まゆみ氏が重要さを説く**「まごわやさしい き」**も重要です。

「ま」は大豆などの豆類。「ご」はゴマやナッツなどの種実類。「わ」はワカメなどの海藻類。「や」は野菜類、果物類。「さ」は魚などの魚介類。「し」はシイタケなどのキノコ類。「い」はイモなどのイモ類。「き」は乳酸菌など発酵食品のこと。

これらを1日の食事のなかに取り入れて、バランスよく食べるといいでしょう。

朝食には、ヨーグルトを摂る人も多いと思います。

ヨーグルトは腸内で善玉菌を増やし、腸内環境を整える働きが期待できます。腸内細菌叢《そう》が整って腸内環境がよくなれば、自律神経にもよい影響をもたらします。

しかし、体を温めるという観点から考えると、朝食のヨーグルトには疑問符がつきます。ヨーグルトは、体を冷やす食材の1つである牛乳から作られたもの。つまり、ヨーグルトも体を冷やす作用があるのです。

朝にどうしてもヨーグルトが食べたい人は、電子レンジでヨーグルトを温めた「ホットヨーグルト」を摂るようにするといいでしょう。

めまいと肥満の密接な関係とは？

食事は、やはり栄養バランスが重要です。
炭水化物、たんぱく質、脂質の3大栄養素を適切な量、摂取することが重要です。
しかし、限度を超えて摂り過ぎると、問題が生じます。
ここでは、炭水化物のうち、糖質を摂取するうえで気をつけたい2点を挙げます。

糖質を摂るうえでの注意点

① 血糖値スパイク

② 肥満

糖質の摂り過ぎで気をつけたい現象が、「血糖値スパイク」です。
血糖値スパイクとは、食後に血糖値が急上昇したあと、ジェットコースターのように急下降する現象です。血糖値スパイクをくり返すと、血管が傷めつけられて体は大きなダメージを受けます。

血管へのダメージが蓄積すれば、それが動脈硬化を進行させ、ひいては糖尿病や脳《のう》梗塞《こうそく》（脳の血管が詰まる病気）、心筋梗塞《しんきんこうそく》（心臓の血管が詰まる病気）などの重篤な病気へつながります。

ちなみに、血糖値スパイクが起こると、食後に強い眠気を感じます。もし食後に、強烈な眠気を感じるようでしたら、それは食事で糖質を摂り過ぎているというサインだと覚えておきましょう。

血糖値スパイクを避けるために、糖質の摂り過ぎには注意しましょう。

これを避けるためには、例えば食事の際、主食たるごはんなどの糖質よりも、サラダなどの野菜を先に食べる「ベジタブル・ファースト」を遵守することです。

先に野菜などの繊維分の多い食事を摂ると、あとから入ってくる糖質の体内への吸収を遅らせることができます。

糖質の摂り過ぎは、肥満の原因にもなります。

めまいと肥満との間には、実は密接な関連があります。

めまいのある患者さん150人と、めまいのない健常者150人の生活スタイルなどを比較した研究によると、特に女性の場合、太り過ぎるとめまいが有意に起こりやすくなるという報告（＊2）があります。

めまい予防という点からも、肥満は予防しておきたいものです。

糖質を摂り過ぎると、肝臓は血液中に過剰に増えたブドウ糖を取り込み切れなくなります。ブドウ糖は中性脂肪となり、脂肪組織として体内に蓄積されるのです。

結果として、これが肥満につながっていきます。

めまい予防のためにも、糖質の摂り過ぎには注意しましょう。

基本の6カ条 3 昼食は軽めに80～100gの糖質を摂る

ここ最近、肥満予防のため、糖質を一切摂らないといった極端な糖質制限（もしくは低炭水化物ダイエット）を実践する人がいます。しかし、めまいの予防のため、また健康を維持するために、そこまで極端な糖質制限をする必要はありません。これを厳密に実行すれば、体にとってむしろ弊害のほうが大きくなるでしょう。

現代では、糖質があたかも体に悪いかのようなイメージが広まっています。しかし、糖質は悪者ではありません。

糖質は、私たちが生きていくうえで必要不可欠な栄養素であり、活動のエネルギー源としても重要なものです。

血糖値スパイクを避けるためにも、また肥満を避けるためにも、糖質の摂取量は適度に抑える必要はあります。それでも、エネルギー源として適切な量の糖質は、体にとって欠かすことができません。

朝食で補給したエネルギーは、午前中の活動で使い切ってしまうと考えられていますから、午後の活動のためにも新たなエネルギー補給が必要です。

その補給の目安となる量が、昼食での糖質量80～100gです。

以下、主食類の糖質量の目安となります。

●主食類の糖質量の目安

白米ごはん　茶碗1杯分（150g）　糖質量53・4g
食パン　6枚切り1枚（70g）　糖質量29・5g
うどん（ゆで）　1食分1玉（250g）　糖質量50・8g
そば（ゆで）　1食分1玉（170g）　糖質量39・3g
中華麺（蒸し）　1食分1玉（170g）　糖質量55・3g

朝食、昼食を通じて摂取された糖質やたんぱく質などによって、体内でエネルギーが作り出されます。エネルギーは、私たちの身体活動に使われていますが、それ以外では生命維持のためにも使われます。

それが、「基礎代謝」と呼ばれるものです。心臓を動かす、呼吸をする、体温を維持するといった生命維持に関する活動に使われるエネルギーです。

ほかに、「食事誘発性熱産生」と呼ばれるエネルギー消費の形態もあります。

食事をした後、体が温かくなったと感じたことがあるでしょう。これが、食事誘発性熱産生によるものです。

摂取した食べ物は、体内で各栄養素へと消化・分解されていきますが、その際に熱が発生します。この熱により、食後は体が温かく感じるのです。

健常な人の体温の日内変動では、午後2時が体温のピーク。

めまいに悩む人も、体温を午後のピークへ向けて上げていくために、昼食でも糖質などを適切な量、摂ることによって、基礎代謝を高めておくことが大事なのです。

また、食事誘発性熱産生によっても、体温の上昇が期待できるでしょう。

基本の6カ条 4

おやつに1杯のハチミツレモン水を飲む

3時のおやつには何を食べていますか?

私がお勧めしているのが、「ハチミツレモン水」です。

文字通り、水にハチミツとレモン汁を加えたものです。その効能について、簡単に説明しましょう。

ハチミツには、ビタミンやミネラルがたくさん含まれています。そのなかでも、特に重要なのがビタミンB群です。細胞の代謝（物質の変化や入れ替わり）を助け、血行を促し、疲労回復を早めます。

全身の血液循環がよくなり、疲労回復できるなら、それは自律神経のバランスの乱れを改善させるのにも役立つでしょう。

なかでも、ビタミンB群の仲間であるナイアシンは、末梢血管の血流を促すことが実験で確認されています。フワフワめまいとは、直接の関係はありませんが、内耳の毛細血管の血流がよくなれば、聴覚のコンディションもよくなります。

また、ハチミツの主な糖は、果糖とブドウ糖という単糖類です。単糖類は、砂糖の主成分であるショ糖に比べて、体内で素早く吸収されるため、太りにくいという利点があります。

さらに、レモンに多く含まれるビタミンCには、抗酸化作用（老化と病気の原因物質である活性酸素を消去し、体を守る作用）やクエン酸の代謝を促進する作用もあります。

ハチミツレモン水は、まさにいいことづくめの健康飲料なのです。

作り方は、以下になります。

ハチミツレモン水の作り方

レモン汁（1個分。レモンを横半分に切り、スクイーザーで搾る）、ハチミツ（大さじ3〜4）、ミネラルウォーター（1ℓ）を用意し、すべての材料をまぜる

水は、塩素の多い水道水よりも、ミネラルウォーターがお勧めです。

保存容器は、化学物質で作られたペットボトルではなく、ガラス製のものを選びましょう。

こうして作ったハチミツレモン水は、冷蔵庫で保存すれば3日ほど日持ちします。

冬には、そのまま飲むには冷た過ぎるかもしれません。その場合、飲む数時間前にコップ1杯分を冷蔵庫から出し、常温にしてから飲むといいでしょう。

お好みでミントの葉を1枚入れると、おいしさがより引き立ちます。

私自身も、ハチミツレモン水を朝晩飲んで、健康作りに役立てています。

なお、糖尿病の人はハチミツの量を、逆流性食道炎（胃の内容物〈主に胃酸〉が食道に逆流することにより、食道に炎症を起こす病気）や胃に持病のある人はレモンの量を適宜調整するか、飲用を控えてください。

基本の6カ条 5 夕食では、体を冷やす食材を摂る

体温は午後2時をピークに、徐々に下がっていきます。そして、寝る直前に体温が最も低くなるのがベストです。

58ページの上のグラフにあるように深部体温（臓器などの体の深部の体温）が下がっていくことで、自然な眠りが訪れます。また、深部体温の低下によって良質な睡眠がもたらされることが、睡眠にまつわるさまざまな研究から判明しています（＊3）。

なお、深部体温が下がるのに対して、皮膚の表面温度は上昇していきます。

そこで夕食は、朝食とは逆になりますが、深部体温を下げるような「体を冷やす食材」を摂ることが勧められます。

体を冷やす食材には、次のようなものがあります。

体を冷やす食材

葉野菜類：キャベツ・レタス・ハクサイ・ホウレンソウなど

体を冷やす野菜：トマト・キュウリ・ダイコンなど

暑い地方で採れた食材：スイカ・バナナ・パイナップルなど

グリシンの豊富な食材：エビ・カニ・ホタテなど

根菜類が体を温める効果があるのに対して、葉野菜類は体を冷やす作用があります。また、葉野菜類以外では、上記に挙げたような野菜類も、体を冷やします。

寒い地方で採れた食材は体を温める効果を持ちますが、暑い地方で採れた食材は体を冷やす効果を持ちます。特に果物には、その傾向が顕著です。

最後にあるグリシンとは、アミノ酸の一種で、体を冷やす作用があります。

グリシンには、深部体温を下げ、質のよい眠りをもたらす作用があるという報告もなされています。

また、眠りの質を高めるという意味では、ギャバ（GABA）も注目の成分です。ギャバとは、γ《ガンマ》－アミノ酪酸（Gamma Amino Butyric Acid）の略語です。ギャバは、副交感神経を優位にして興奮を鎮め、体温や血圧を下げて、睡眠の質を高める作用があるとされています。

ギャバが豊富な食材には、発芽玄米、ジャガイモ、チョコレートなどがあります。

夕食では、ここで、紹介したような食材を意識的に摂るようにしましょう（チョコレートはカフェインの入っていないものがよい）。

朝食では、1つの理想的なスタイルとして和食を推奨しました。しかし、夕食は、ご自分のお好みのスタイルの食事でいいでしょう。

量についても、それが過度でない限りは、ご自分のお好みでよいでしょう。1日の終わりに、食事を楽しむ時間を大切にしてください。

こうした食事療法は、毎日、続けることが重要です。

制限が多く、食事の楽しみがなくなるようなものでは、毎日続けられません。継続できなければ、効果は期待できないでしょう。

なお、夕食は就寝の3時間前には終えることが理想です。食べたものの消化には、2〜3時間かかることが考えられるからです。

胃のなかに食べ物が残っていると、胃腸に負担がかかり、寝つきも悪くなります。

そうはいっても、忙しい人にとっては、それを守ることは難しいかもしれません。

そんな場合には、「できるだけ早め」を心がけるといいでしょう。

体を温める食材・体を冷やす食材

体を温める食材と体を冷やす食材を、以下にまとめておきましょう（85ページの表参照）。

東洋医学では、それぞれの食材に、体を温めたり冷やしたりする性質が備わっており、それを五性《ごせい》といって5つに分類しています。

その5つとは、熱性《ねっせい》、温性《おんせい》、平性《へいせい》、涼性《りょうせい》、寒性《かんせい》です。

熱性と温性（温熱性）の食べ物は、体を温めるほか、痛みを止める、気《き》（一種の生命エネルギー）と血《けつ》のめぐりを促す作用を持ちます。

寒性と涼性（寒涼性）の食べ物は、体を冷やす、毒を排除し、体を潤す作用があります。

平性の食べ物は、体を温めるも冷ますもなく、食材の種類は最も多くなります。

五性とは？

熱性：体を温める力がとても強いもの
温性：熱性ほどではないが、体を温める性質があるもの
平性：体を温めも冷やしもしないもの
涼性：寒性ほどではないが、体を冷やす性質があるもの
寒性：体を強力に冷やすもの

「食材における五性の分類」表を参考に、朝食や夕食の食材選びに役立ててください。

基本の6カ条 6 寝る前にコップ1杯の冷たい水を飲む

寝る前に、体温を測ってください。

食材における五性の分類

寒性	レンコン、モヤシ、トウガン（微寒性）、タケノコ、トマト（微寒性）、ゴーヤ、バナナ、スイカ、パイナップル、柿、白ゴマ、タコ、豆腐、エビ、カニ、ホタテ
涼性	ダイコン、チンゲンサイ、キャベツ、ハクサイ、レタス、ホウレンソウ、ナス、キュウリ、水菜、セロリ、梅、リンゴ、イチゴ、ナシ、ビワ、そば、小麦
平性	カブ、春菊、シイタケ、ブドウ、レモン、ソラマメ、銀杏、黒ゴマ、サバ、タラ（平性・温性）、イカ、サンマ、牡蠣、ウナギ、豚肉、牛肉、鶏肉（平性・温性）、卵、牛乳、ナガイモ、ジャガイモ、サツマイモ、大豆、小豆、うるち米、玄米、ハチミツ
温性	ショウガ（微温性）、ニンニク、ミョウガ、ゴボウ、ニンジン（微温性・平性）、菜の花、ネギ、大葉、ニラ、カボチャ、桃、ミカン、アジ、サケ、イクラ、クルミ、黒糖
熱性	トウガラシ、干したショウガ、羊肉、シナモン、松の実

もし日中と比較して体温があまり下がっていないようでしたら、冷蔵庫で冷やした水を、ある程度体温が下がっている場合には、常温の水を飲むようにしましょう。夕食で下げた体温を、さらに引き下げるために、寝る前にコップ1杯の水を飲むのです。

なお、飲む水は、ハチミツレモン水と同様に、塩素の多い水道水よりもミネラルウォーターがお勧めです。

高齢者のなかには、夜中にトイレに立つことを嫌い、寝る前に水分を摂らない人もいます。

しかし、実は高齢者こそ、水分補給が必要です。脳梗塞を発症するのは、明け方の5時〜8時頃が最も多いとされます。寝ている間に汗をかくために、体は200〜400㎖ほどの水分を失っています。つまり、睡眠中に水分補給ができないために脱水状態となり、それが脳梗塞を発生させる引き金となるのです。

たとえ、頻尿傾向のある人でも、重篤な病気を予防するためと思い、寝る前にコップ1杯の水を飲む習慣をつけましょう。

それが、フワフワめまいの予防・改善にもつながっていくはずです。

自律神経を整える食材 1

発酵食品・食物繊維

この章の最後に、体温の変化とは関係なく、自律神経を整える作用のある推奨食材を取り上げておきます。

最初は、発酵食品と食物繊維です。

腸と脳の間には、密接な関連があることが最新研究からわかってきています。この両者の関係をよく示す言葉が、本章の冒頭でも触れた「脳腸相関」です。

ストレスがかかると、おなかが痛くなったり、おなかを下したりすることがあります。また、便秘の続いている人や下痢《げり》気味の人は、精神的に不安定な傾向が見られます。このように、脳と腸との間には密接なつながりがあり、お互い影響し合っています。

脳と腸のつなぎ役となっているのが、自律神経です。ストレスがかかり、腸の状態がおかしくなっているときには、自律神経も乱れます。

逆にいえば、腸が元気になれば、脳も元気になります。腸が元気に整えば、脳は元気になり、自律神経の働きも整ってくるでしょう。
そのキーとなる食材が、発酵食品と食物繊維なのです。

腸内には、約100兆個もの腸内細菌が生息しています。顕微鏡で見ると、まるでお花畑のように見えるところから、「腸内フローラ」ともいわれています（floraとは「植物群」の意味）。

腸内フローラを構成するのは、3種類で、「善玉菌」と「悪玉菌」、そのどちらにも属さない「日和見菌《ひよりみ》」です。

この3つが程よいバランスで保たれていると、腸内環境がよくなります。

腸内環境を改善するためには、まずは善玉菌を豊富に含んだ発酵食品を摂ることが大事です。

発酵食品には、生きた善玉菌（乳酸菌、ビフィズス菌など）がたくさん含まれています。新たに善玉菌を摂り入れることで、腸内の善玉菌の活動を活発にします。

ただ、発酵食品に含まれる多くの善玉菌は、大腸に届くまでに加熱や胃酸で約9割が死んでしまいます。しかし、死んだ菌は善玉菌のエサになりますので、決して無駄にはなりません。

みそや漬物、ヨーグルトやチーズなどの発酵食品を積極的に摂りましょう。

また、食物繊維も必要です。

食物繊維は、消化吸収されないために大腸まで届き、善玉菌のエサとなり、善玉菌を活発化させるエネルギー源となります。

食物繊維を多く含む代表的な食材を、以下に挙げておきます。

食物繊維を多く含む食材

野菜類：切り干しダイコン（乾）、パセリ、ゴボウ、ダイコン

果物類：アボカド、レモン、ブルーベリー、キウイフルーツ

海藻類：ひじき（乾）、焼きのり、ワカメ（乾）

きのこ類：きくらげ（乾）、干しシイタケ、生シイタケ

豆類：インゲン豆（乾）、大豆（国産・乾）、エンドウ豆（乾）、納豆

穀物類：オートミール、ライ麦パン、そば（干）

ビタミン・ミネラル

自律神経を整えるため、ビタミンやミネラルも意識的に摂りましょう。

特定のビタミンやミネラルが不足すると、それが自律神経の乱れに関与し、精神の不安定をもたらします。それが、めまいの直接の原因となることもあります。

ここでは、特に自律神経の働きやめまいと関連が深いと考えられるビタミンとミネラルを取り上げてまとめます。

・ビタミンB群（ビタミンB_6）

ビタミンB群の効能については、ハチミツレモン水の項でも触れていますが、ほかにも自律神経の乱れを整える効能があります。それが、精神安定に欠かせない栄養素でもあるという点です。

特にビタミンB_6は、神経過敏や不眠に効果的とされています。

精神を安定させるのに貢献するセロトニンやギャバといった脳の神経伝達物質は、アミノ酸によって合成されます。ビタミンB_6には、アミノ酸の代謝に関わり、これらの神経伝達物質の合成を促し、心を落ち着かせてくれる働きが期待できます。

ビタミンB_6は、食品でいえば**カツオやマグロ、牛レバー、鶏肉**などに多く含まれています。

・鉄

鉄が不足すると、貧血になることはご存じの人も多いでしょう。

実は、鉄もまた、脳の神経伝達物質の合成に深く関わっています。神経伝達物質は、複雑なプロセスを経て作られますが、鉄はその産生の初期段階で必要とされるミネラルです。

鉄が足りなくなると、神経伝達物質の合成がうまく行われなくなります。その結果、イライラしやすくなったり、不安になりやすくなったりするなど、精神的に不安定になります。睡眠のリズムが崩れて、熟睡できず、夜中に目が覚めるといったことも起こります。

こうした状態が続けば、自律神経のバランスが崩れる可能性も高まります。

また、鉄欠乏によって脳が酸欠状態となり、めまいが起こるケースもあります。

フワフワめまいの場合には、ほかの原因によって生じためまいが発症のきっかけとなることもよくあり、これを防ぐ意味でも、鉄はきちんと摂っておきましょう。
鉄を多く含む食材は、以下の2つに分けられます。

ヘム鉄——主に動物性食品に含まれる
レバー、赤身肉（牛、豚、ラム）、マグロ、カツオなどの魚類など
非ヘム鉄——主に植物性食品に含まれる
ホウレンソウ、コマツナ、シュンギク、ヒジキなど

ヘム鉄は腸での吸収が効率的です。そのため、まずは意識的にヘム鉄、すなわち動物性食品を摂るといいでしょう。
非ヘム鉄の食材は、動物性たんぱく質といっしょに摂ると、吸収力がアップします。肉類や卵などといっしょに調理して食べると、効率的に鉄の摂取を行えます。

・亜鉛
亜鉛は、代謝のプロセスで働く「酵素《こうそ》」の構成要素として、必要不可欠なミネラルです。私たちが生きていくうえで必須な栄養素といえるでしょう。

亜鉛が不足すると、めまいが起こったり、味覚が感じられなくなったり、免疫機能にも不調が現れてきたりするなど、さまざまな体の変化が起こります。

「元気がない」「貧血」「食欲がない」「口内炎ができやすい」「のどの違和感」「カゼを引きやすい」「傷が治りにくい」「肌が荒れやすい」「脱毛」「認知機能・記憶機能の低下」なども亜鉛不足が疑われます。

また、亜鉛不足は難聴や耳鳴りの原因となることも知られています。ストレスによって、内耳が慢性的に炎症を起こしているからです。

亜鉛は、現代人に不足しやすいミネラルのため、意識して摂る必要があるでしょう。

1日の摂取量としては、男性ならば11㎎、女性ならば8㎎が推奨されます。

亜鉛を多く含む食材としては、主に以下があります。

魚介類：牡蠣《かき》、ホタテ、カニ、アサリ、イワシ、シラス、ウナギなど
肉類：豚レバー、牛肉赤身など
海藻類：ヒジキ、ノリ、ワカメなど
ほか：玄米、納豆、卵、カツオ節、パルメザンチーズなど

自律神経を整える食材 3

加工食品を避ける

食事のスタイルは、腸内環境に大きな影響を及ぼします。

食物繊維を多く含む食材である野菜や全粒穀物、果物、青魚、ナッツ類などを摂っている人は、高脂肪の加工食品やファストフードを多く摂っている人に比べ、腸内環境が良好に保たれていることがわかっています。

加工食品や食品添加物、化学調味料は、腸内環境のバランスを乱すおそれがあります。

例えば、食品添加物として利用されている「リン酸塩」は、食品の保水性や結着性を向上させるほか、肉類の発色を安定に保つ効果があります。そのため、ハム、ソーセージ、練り製品、清涼飲料水、スナック菓子、インスタント食品など多くの加工食品に使われています。

しかし、リン酸塩には、せっかく摂ったミネラルを、体外に排泄する働きがあるのです。

リン酸塩がカルシウムを体外に排泄する作用はよく知られていますが、同様に亜鉛も排泄するのです。

しかも、加工食品や食品添加物の多い食品などを多量に摂取していると、善玉菌が減り、腸内環境が悪化し、腸に炎症が起こりやすくなります。

ことに配慮したいのは、「超加工食品」と呼ばれる食材です。

米国糖尿病学会（ＡＤＡ：American Diabetes Association）によると、超加工食品とは、「糖分や塩分、脂肪を多く含む加工済みの食品。保存料などを添加し、常温で保存できたり、日持ちをよくしてあったりする食品」とされています。

果糖や人工油脂などがたっぷり添加された菓子パンなどが、その代表例でしょう。ほかに、ソーセージ、ベーコン、スナック菓子、カップ麺、ドーナツ、マフィン、高カロリーの清涼飲料水、ミートボール、チキンナゲットなど。

こうした超加工食を食べ過ぎると、腸内フローラが変化して、腸内に炎症が起こりやすくなります。超加工食をよく食べている人は、大腸がんのリスクが高まることが報告されているほどです。

慢性的に腸に炎症が起きていれば、腸自体の機能も低下し、自律神経も乱れます。すると、腸内環境が悪化し、その結果、さらに自律神経のバランスが乱れるという悪循環が起こります。

こうした悪循環を避けるためにも、加工食品や糖質の多い食品などをあまり摂らないように心がけてください。

自律神経を整える食材 4　オメガ3系の油を摂る

ここで、油についても言及しておきましょう。

腸内環境を整えるには、オメガ3系の油が役立ちます。

オメガとは、油の主成分となっている脂肪酸《しぼうさん》の分類です。

脂肪酸は、まず「飽和《ほうわ》脂肪酸」と「不飽和《ふほうわ》脂肪酸」の2つに分けられます。

飽和脂肪酸は、乳製品や肉などの動物性脂肪に含まれる、常温では固形の油です。

不飽和脂肪酸は、植物油などに含まれる、常温では液体の油です。

不飽和脂肪酸は、組み合わされた脂肪酸の構造の違いからさらに3つに分けられます。オメガ3系脂肪酸、オメガ6系脂肪酸（大豆油、コーン油が代表例）、オメガ9系脂肪酸（オリーブ油が代表例）です。

このオメガ3系脂肪酸は、イワシやサバなどの青魚に含まれているDHA（ドコサ

ヘキサエン酸）やＥＰＡ（エイコサペンタエン酸）、エゴマ油やアマニ油に含まれるα《アルファ》－リノレン酸などの脂肪酸の総称になります。

脂肪酸の種類

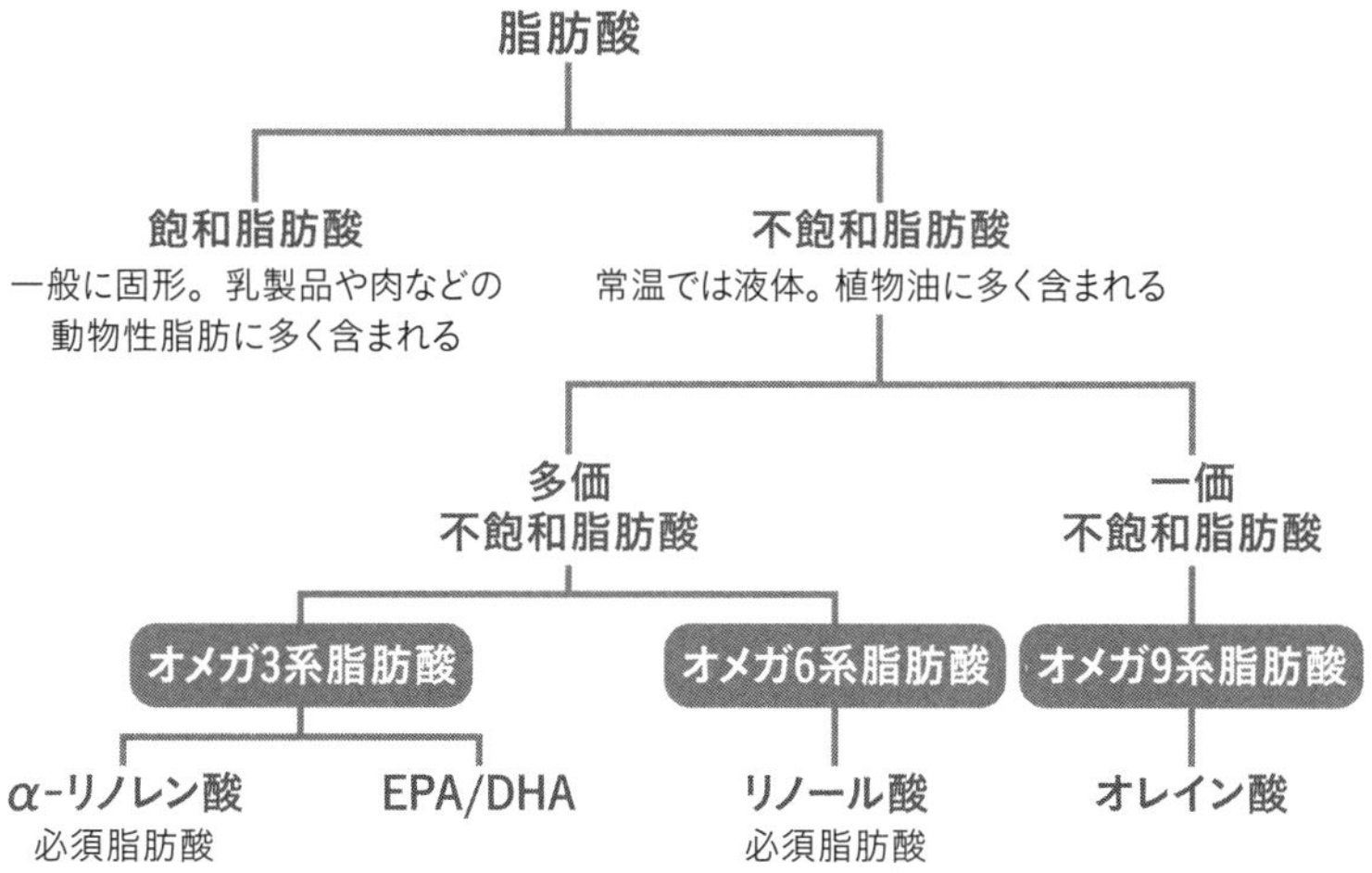

オメガ3系の油には、コレステロール値や中性脂肪値を下げたり、血液をサラサラにして血流を改善したりするなど、幅広い効果があることが知られています。

また、オメガ3系の油は、腸内環境を整えるのにも役立ちます。

特に注目したいのは、難聴への影響です。オメガ3系の油が加齢性の難聴にもよい影響を及ぼすことがわかってきました。

50歳以上の2956人を対象として、魚（オメガ3系脂肪酸）の摂取量と加齢性難聴の関連を調査した研究（＊4）があります。

この3000人近くを、魚を週に2食以上食べている人と、魚の摂取が週に1食未満の人に分け、それぞれの加齢性難聴の発症リスクを比較しました。

すると、少なくとも週に1回以上、魚（オメガ3系脂肪酸）を摂っている人は、摂っていない人に比べて加齢性難聴のリスクが有意に低くなるという結果が出ました。

オメガ3系の油の摂取が、耳にもよい影響を及ぼしている可能性があります。こうした点から、よい油を積極的に摂っていくことが勧められるのです。

オメガ3系の油には、酸化しやすいというデメリットがあります。

加熱すると、壊れてしまいます。そのため、オメガ3系の油を摂取するときには、サラダにかけるなどして、できるだけそのまま摂るようにしましょう。

また、保存方法も、日光が直接当たるような場所には置かず、冷蔵庫や冷暗所に保管するようにしてください。

次章では、フワフワめまいを予防・改善するための、日常生活上の注意点についてお話ししましょう。

第4章 自律神経が整う6つの生活習慣

ワワ

「睡眠」「運動」「ストレス」を意識する

乱れた自律神経を整えるため、食事の改善とあわせて、ぜひ行っていただきたい生活上の工夫点があります。

本章では、それらをまとめてお話ししましょう。

ポイントとなるのは、次の3要素です。

自律神経を整える生活のポイント

① 睡眠

② 運動

③ ストレス

睡眠は、自律神経を整えるうえで、極めて重要な要素です。質のよい睡眠を得ることで、自律神経のバランスは回復します。

運動とストレスも、自律神経の働きとは密接な関連があります。

フワフワめまいを防ぐ6つの生活習慣

1　毎朝、同じ時間に起きる

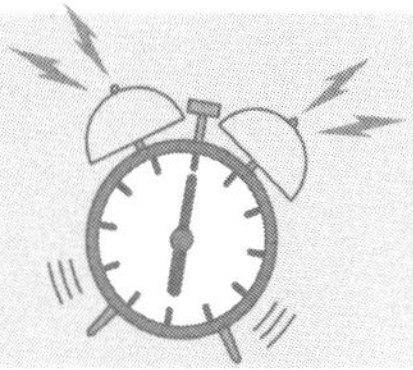

2　寝る1時間前から
スマホを見ない

3　カフェインやアルコールは要注意

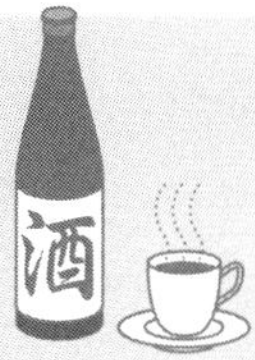

4　定期的な運動習慣をつける

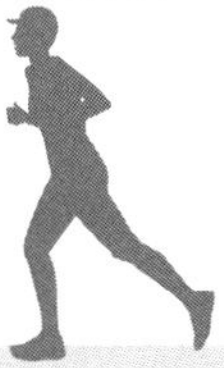

5　趣味を楽しむ

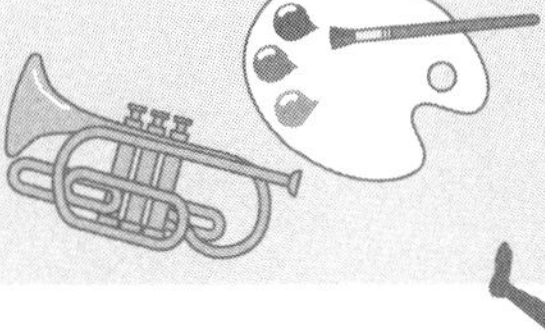

6　「四《し》股《こ》踏《ふ》み」で平衡感覚を鍛える

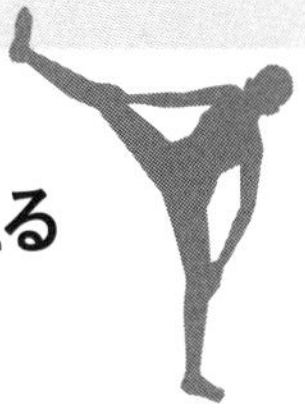

また、睡眠と運動、ストレスの三者の間にも、それぞれ密接な関連性があります。これらを踏まえて、フワフワめまいの改善に役立つ生活上の工夫を6つにまとめました（101ページの表）。

さっそく、それぞれ6つの習慣を見ていきましょう。

フワフワめまいを防ぐ6つの生活習慣 1 毎朝、同じ時間に起きる

めまいと睡眠の権威・中山明峰《なかやまめいほう》先生（めいほう睡眠めまいクリニック院長）によると、大切なのは、毎朝、同じ時間に起きることといいます。

目が覚めたら、カーテンを必ず開けて、朝陽を浴びる習慣をつけてください。これは、「メラトニン」というホルモンの分泌を抑えるためです。

メラトニンは、脳の松果体《しょうかたい》という場所から分泌されるホルモンで、季節のリズムや概日リズム（サーカディアンリズム）の調節作用があります。睡眠とも関わりが深く、「睡眠ホルモン」とも呼ばれています。

朝、明るい光を浴びる（目の網膜《もうまく》に光が入る）ことで、メラトニンの分泌が抑制さ

れ、シャキッと目覚められます。日中、メラトニンの分泌量は低く抑えられていますが、その後、次第に増えていき、覚醒《かくせい》してから14～16時間後に分泌のピークを迎えます。すると、自然な眠りが訪れる仕組みになっています。

なお、メラトニンと対になって語られることの多いホルモンに、「オレキシン」という物質があります。オレキシンは、脳の視床下部から分泌され、覚醒状態を保つ働きがあります。

メラトニンとオレキシンは、一方が多く分泌されると、片方が減るという関係にあり、このバランスが崩れると、睡眠障害が起こります。

朝、すっきり目を覚まし、夜、自然な眠気が訪れるようにするためには、毎朝、同じ時間に起きて朝陽を浴び、メラトニンの分泌を抑制し、オレキシンの分泌量を増やす必要があります。

こうして自然な眠気が訪れるようになる習慣づけができれば、それが質のよい睡眠の確保にもつながっていくのです。

毎日、忙しくて、「時間がいくらあっても足りない。じゅうぶんな睡眠時間もなかなか確保できない」という人も、なかにはいるでしょう。

しかし、睡眠不足の状態が続けば、血圧は次第に上昇し、糖尿病やうつ病になるリスクも高まります。全身の健康状態にも、悪影響が出てくるのです。

自律神経を整えてめまいを改善するうえでも、睡眠不足の解消は、ぜひ心がけてください。**1日7時間の睡眠時間を確保することを目標**としましょう。

じゅうぶんな睡眠時間が確保できないという人も、毎朝、定時に目を覚まして朝陽を浴び、夜には自然な眠気が訪れるような生活を心がけてください。

こうして睡眠の質をアップさせていくことが、自律神経を整え、めまいの改善にもつながっていきます。

フワフワめまいを防ぐ6つの生活習慣 2

寝る1時間前からスマホを見ない

寝る前にスマホを見るのはやめましょう。

寝る寸前までスマホを手にして、いろいろチェックしている人もいます。ベッドにスマホを持ち込むのが、習慣になっている人も多いことでしょう。

睡眠の質をアップさせるためには、この悪習を改める必要があります。

スマホだけではなく、テレビやパソコンも同様です。よい睡眠を得るためには、少なくとも寝る1時間前までには、それら電子機器の使用を終了させておくことです。

理由の1つは、画面から放たれるブルーライトの影響を避けるためです。

ブルーライトとは、可視光のなかで最も波長が短く、エネルギーが強いといわれる光です。

眠る前にブルーライトが目に入ってくると、本来、その時間帯に増えてくるべきメラトニンの分泌が抑制されます。

脳が昼間だと勘違いし、体内時計が後ろにずれ、なかなか眠れなくなるのです。

とくにスマホは、テレビやパソコンよりもブルーライトの量が多く、一説によると、エスプレッソ2杯分のカフェイン並みの刺激になるともいわれています。

なかなか眠れないからといって、スマホでゲームを始めたら、いよいよ眠れなくなります。

覚醒度が上がるということは、交感神経が優位になっているということ。乱れた自律神経のバランスを回復させるためにも、交感神経優位の状態を改善したいわけですから、その点でも、寝る寸前のスマホは勧められないのです。

睡眠の質をアップするために、次のような点にも注意するといいでしょう。

睡眠の質をアップさせるための工夫

・ブルーライトをカットできるスマホ用の画面シールやメガネを利用する
・スマホによっては、ブルーライトを調整する機能があるので、それを活用する
・スマホにブルーライトの調整機能がない場合には、スマホの画面の輝度を暗くする
・寝る1時間くらい前から、部屋のLED照明をやや暗くする
・夜間にコンビニなどの強い照明の店舗に行くのを控える
・目覚まし代わりにスマホを使うのをやめ、目覚まし時計で起きる

フワフワめまいを防ぐ6つの生活習慣 3

カフェインやアルコールは要注意

安眠のためには、コーヒーをはじめとして、緑茶や紅茶、チョコレートなど、カフェインを多く含むものを寝る前に摂るのをやめましょう。

カフェインは、脳を覚醒させたり、集中力を上げたりするのに役立ちます。しかし、過剰に摂取すると、副作用として心拍数を増加させたり、下痢や吐き気などの身体症状、興奮や不安、イライラなどの精神症状をもたらしたりします。

カフェインには優れた覚醒効果がある分、最も睡眠を妨げる成分にもなるのです。

コーヒー1杯に含まれるカフェインの半減期（体内で半分まで減る時間）は、5～7時間とされています。完全に代謝されるには、約10時間かかります。

カフェインを含む飲料を摂ると、その影響が体のなかで長時間残るのです。カフェインの影響が及んでいる間、眠りにくくなる可能性が出てきます。

しかも、カフェインには依存性があります。常習していると、体が疲れているのに眠れないという状態に陥いることさえあるでしょう。

カフェインを多く含む飲み物は、午前中のうちに飲むようにしてください。遅くとも寝る5～6時間前くらいから、摂取は控えるといいでしょう。

また、眠るために、寝酒と称してアルコールを摂取する人がいます。これはまったくの逆効果で、やめたほうがいい習慣です。

アルコールを摂取すると、一時的に血中のアルコール濃度が高くなり、鎮静作用が働いて眠くなります。この入眠作用は、3時間ほどで効果が切れます。

その後は、アルコールが分解され、代謝されてできるアセトアルデヒドに覚醒効果があるため、寝酒を飲んで眠ると、結局、眠りが浅くなるのです。

しかも、毎晩、飲み続けていると、耐性ができるためにいつもの量では眠れなくなり、だんだんその量が増えていくという悪循環に陥りかねません。

ただし、アルコールをまったく飲めなくなると、それがかえってストレスになる人もいるでしょう。

アルコールを摂取するなら、寝る3時間くらい前までです。ビールなら中びん1本、日本酒なら1合程度で終わりとしましょう。

それが、赤ワイン1杯なら、なおよいでしょう。赤ワインに多く含まれるポリフェノールの一種であるレスベラトロールには抗酸化作用があり、老化と病気の原因物質である活性酸素を除去する働きがあります。

フワフワめまいを防ぐ6つの生活習慣 4 定期的な運動習慣をつける

よく運動した日は、ぐっすり眠れます。

多くの疫学調査（集団を対象に病気の原因や発生状態を調べる統計的調査）からも、運動習慣のある人には不眠が少ないことが報告されています。

特に重要なのが、習慣的な運動の効果です。1回きりの運動では、あまり効果を期待できません。

運動を習慣化すると、寝つきがよくなり、夜中に目を覚ます中途覚醒が減り、深い睡眠が得られます。全体の睡眠時間も長くなっていきます。

特に高齢者など、普段から不眠がちな人にとっては、運動がもたらす安眠効果の可能性が高まります。ご自身の不眠傾向を自覚している高齢者は、ぜひ運動を実践しましょう。

運動には、ウォーキングやジョギング、水泳などの有酸素運動と、筋トレなどの無酸素運動の２タイプがありますが、どちらを行ってもかまいません。

特に試したい運動がないという人は、１１４ページ以降で四股《しこ》踏《ふ》みなど、具体的な体操も紹介しますから、それから行うのもいいでしょう。

また、特定の運動を行うことだけではなく、ふだんの生活から、体をなるべく動かすよう心がけることも大切です。

例えば、通勤にバスや電車などの交通手段を使っているのならば、自宅の最寄り駅の一駅前で降りて歩く。駅などでも、エスカレーターを使わず階段を利用する。

こうしてこまめに体を動かす習慣をつけることで、１日の活動量を上げていきましょう。

運動を行うタイミングも重要です。

より効果的なのは、夕方から夜（就寝の1～2時間前）の運動です。運動によって体温を上げておくと、布団に入る頃にちょうど体温が下がってきます。

眠る前に深部体温を下げるためにも、夕方から夜にかけての運動はとても役立ちます。

ただし、寝る直前の激しい運動は、体も脳も興奮させます。安眠の妨げとなるため、それはお控えください。

自律神経が乱れる最大の原因は、ストレスです。

ストレス解消のために、運動は役立ちます。運動には、ネガティブな気分を発散させたり、心身をリラックスさせたりする効果があるからです。

ストレスがかかったとき、脳の視床下部から副腎皮質に指令が行き、ストレスホルモンとも呼ばれる「コルチゾール」が分泌されます。

コルチゾールは、私たちの生命維持のために重要な役割を果たしているホルモンですが、過剰に分泌されると、心身の不調を引き起こす恐れがあります。

このコルチゾールは、定期的に運動することで、適切に分泌されるようになります。気まぐれに体を動かすよりも、毎日、ウォーキングやジョギングをするなど、運動を習慣化するとよいでしょう。

運動によって、寝つきがよくなり、質のよい睡眠が得られます。このこともまた、ストレスを減らすことに貢献します。

ストレスを解消するための具体的なアドバイスとして、私は患者さんに「我慢をやめる」ことも勧めています。

しかし、「我慢をやめましょう」と言っても、性格的に難しいタイプもいます。それは、何事にもまじめな人です。

まじめな人ほど、仕事や家事などにがんばってしまいがちで、ストレスも溜め込みやすい傾向にあるといえるでしょう。

そんながんばり屋さんに、「がんばるな」といっても無意味です。本人は何事にも、一生懸命がんばって取り組みたいと思っています。

そうしたタイプの人には、「がんばってもよいが、我慢はしなくていいんですよ」と、アドバイスします。

我慢を続けていると、いつしかそれが怒りの感情に変わっていきます。人が怒っているとき、自律神経は大きく交感神経優位に傾きます。その怒りの感情のはけ口がなく、自分のなかに溜め込んだままでいると、自律神経はずっと大きく乱れたままなのです。

状況にもよりますが、我慢をせず、その場で怒りを発散させたほうが、精神的にもすぐに落ち着くことでしょう。

負の感情は怒りだけに限りませんが、日頃から我慢し過ぎていないか、自らに問いかけてみましょう。

まじめ過ぎる人ほど、ときにはそんな我慢の手綱をゆるめることも必要です。

フワフワめまいを防ぐ6つの生活習慣 5

趣味を楽しむ

当たり前ですが、趣味を楽しむことで、ストレスは解消します。

副交感神経優位のリラックスした時間が増えれば、自律神経のバランスも整ってくるでしょう。

しかし、特に趣味を持たない人もいます。そんな人は、「自分はどんな趣味を楽しんだらいいのかわからない」と言います。

無理に趣味を持とうとしても、それが自分の性格や好みに合わなければ、かえってストレスが増えてしまうことでしょう。

そうした人は、まず自分の好みに合った趣味の方向性を見出すことです。人の性格を大きく分けると、「人と交流することが好きな社交的なタイプ」と、「1人で静かに過ごすのが好きな内省的なタイプ」があります。

当然ながらこの2つのタイプでは、選ぶべき趣味がまったく異なります。外で過ごすのが好きか、家で過ごすのが好きかでも違います。

社交的で、外出好きな人ならば、地域の趣味のグループやボランティア団体などに参加するのも1つの選択肢になるでしょう。

内省的で、家で静かに過ごすのが好き人ならば、読書をしたり、映画を見たり、音楽を聞いたり、お香を焚いて瞑想したりするといった方向性が見えてきます。

1人が好きで、しかも外出が好きなら、ウォーキングやジョギング、1人カラオケ、美術館巡りでもいいのです。

こうした二択で選択肢を考えていくと、自分の好みの趣味が見えてきます。ご自分の性格を改めて考えながら、ぜひ試してみてください。

また、趣味を楽しむときに大事なことは、人と比べないことです。

自分の楽しみのためのものですから、人と比べていいことは何もありません。比べることで、かえってストレスが増えるようならば、そもそもの目標を達成できません。

趣味は、自分が心地よいと感じることを、自分のペースで行うことが大事です。

フワフワめまいを防ぐ6つの生活習慣 6

「四股踏み」で平衡感覚を鍛える

めまいの解消のために、私が長年、患者さんに勧めてきた運動が、「四股踏み」です

（やり方は左ページ参照）。

四股踏みとは、力士が土俵に上がったときにくり返す、土を踏み固める動作です。

股関節を柔軟にする効果があるとされます。

それでは、なぜ四股踏みが、フワフワめまいの解消に役立つのでしょうか。

ここで実際に、四股踏みをやってみると実感できると思います。

前述した通り、めまいは、耳や目や足や自律神経から前庭神経に送られる情報にズレが生じたとき、平衡感覚が乱れて起こります。

この平衡感覚を鍛えるのに、四股踏みがうってつけなのです。

四股踏みのやり方

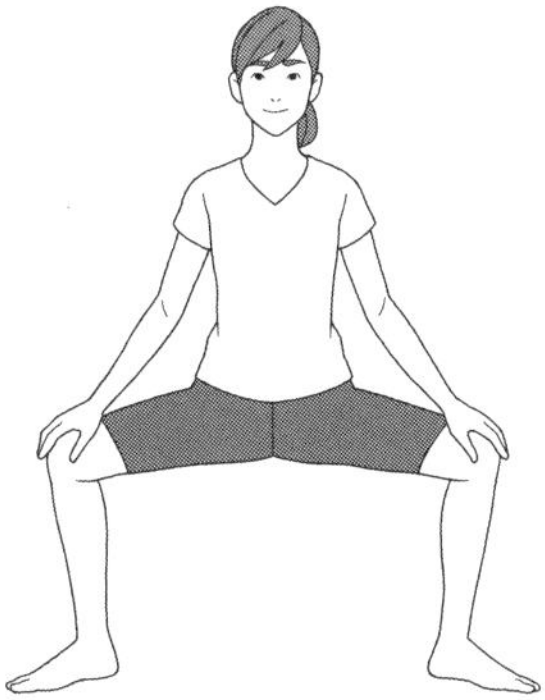

❶つま先を斜め45度程度に向けたまま、足を大きく開いて腰を落とす。背筋を伸ばし、手をひざに添える

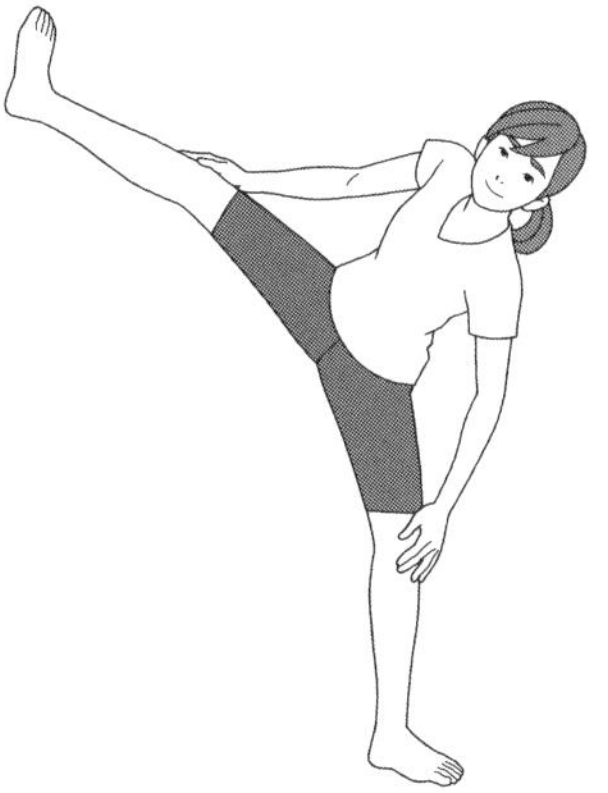

❷片方の足を軸にして、もう片方の足をできるだけ高くゆっくりと上げる。このとき、軸足も上げた足も、できるだけ真っすぐ伸ばす

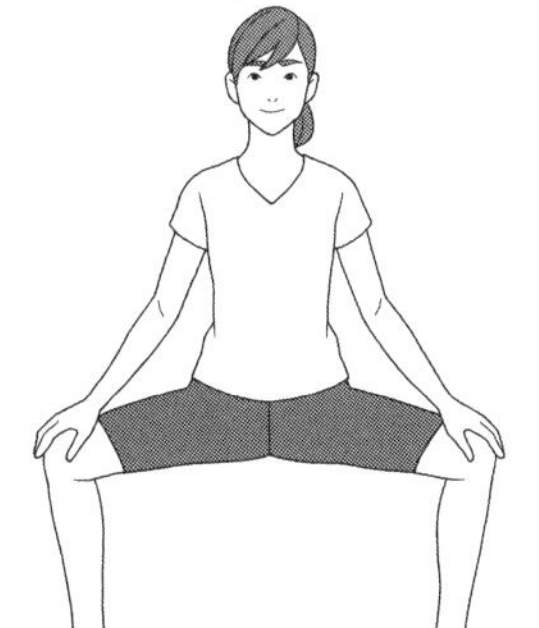

❸ゆっくりと足を下ろし、①に戻る

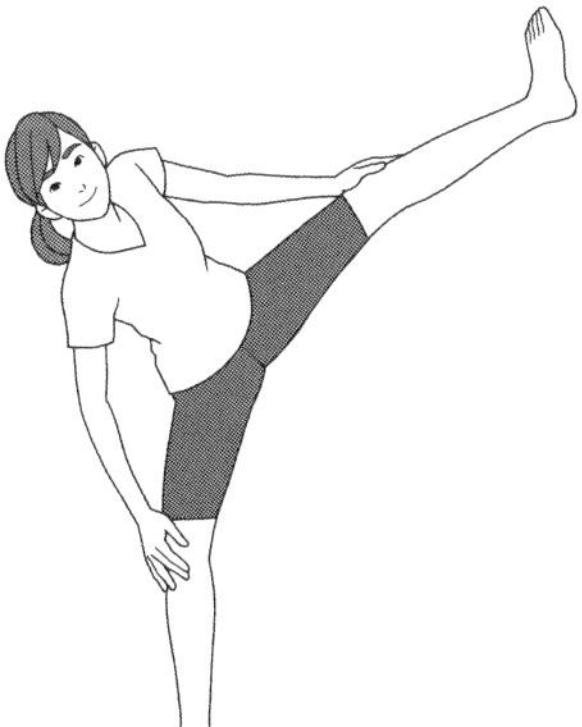

❹足を替えて同様に行う

※①〜④を朝に10回、夜に20回を目安にして、毎日行う

片方の足を大きく上げて、下ろす動作をするには、かなりのバランス感覚が必要です。四股踏みは、平衡感覚を鍛えるトレーニングとして有効なのです。

動き自体はシンプルですが、やっているうちに汗ばんでくることでしょう。それだけ、運動量のある動作なのです。

なお、上げた足が一直線になるのが理想ですが、一般の人は、なかなかそこまではできません。そのため、動作は自分の可能な範囲でけっこうです。

継続して行えば、だんだん足が上がるようになっていきます。

「めまい体操」で背骨のゆがみを正す

私のクリニックでは、フワフワめまいを改善するための特別な体操を考え、先に紹介した四股踏みに加えて患者さんたちにお勧めしています。

「めまい体操」は、院内の非常勤スタッフで、脊椎の専門家である柔道整復師の鎌形《かまがた》哲人《あきひと》先生が考案したものです。

めまい体操には、

①バランス感覚を養う
②頸椎（背骨の首の部分）のゆがみの調整
という2つの狙いがあります。

めまい体操は、次の5つのパートからなります。

めまい体操の5つのパート
①タオル踏み体操
②背骨体操レベル1
③背骨体操レベル2
④背骨体操レベル3
⑤タオル体操

①のタオル踏み体操で、バランス感覚を訓練します。
青竹踏みのように、タオルを使って足裏をあえて不安定な状態にして行う体操です。
これにより、バランス感覚を養うことを目指します。

②〜⑤の体操が、背骨のゆがみを調整します。

脊椎の不具合によってフワフワめまいが引き起こされることがあります。そのなかでも最も問題なのが、頸椎のゆがみです。さまざまな方向へ背骨を動かすことで、ゆがみの調整を目指します。

一連のめまい体操は、朝と夜に1度ずつ、可能ならば四股踏みとセットにして行いましょう。

朝は白湯を飲む前に、夜は寝る1〜2時間前に行うのがお勧めです。

めまい体操① タオル踏み体操（やり方は122ページ参照）

足裏には、「メカノレセプター」と呼ばれる感覚受容器があります。

この足裏の感覚受容器は、地面の形状や、足が接地している地面の情報などを集めています。

例えば、「体が前に傾いている」とか、「地面に凸凹がある」とか、「滑りやすくなっている」といった情報を足裏のセンサーが集め、それを脳に伝えているのです。

脳はこれらの情報を元に、状況に合った動きを選んで各筋肉に指令を出し、全身のバランスを保ちます。メカノレセプターの感度が落ちて、センサーがうまく機能していないと、転びやすくなります。

メカノレセプターを通じて足から伝わる情報に問題が起これば、それもめまいを引き起こす原因となります。

この体操では、あえて不安定な状態を設定したうえで、足の裏を刺激します。これによってセンサーを刺激し、センサーの感度を高め、かつバランス感覚を養うのです。

この体操で転びそうな人は、イスに座った状態から始めましょう。慣れてきたら、立って行います。

できれば裸足で行ってください。裸足のほうが、メカノレセプターの強化に役立ちます。また、転倒率も低くなります。

めまい体操②〜④ 背骨体操1〜3（やり方は123ページ以降参照）

背骨体操レベル1〜3は、腰、胸、首の動きをよくすることを目的としています。

頸椎の可動域が狭い人は、胸椎（背骨の胸の部分）や腰椎（背骨の腰の部分）の可動域も狭くなっています。そのため、この3カ所を連動させた運動を行います。

これらの体操によって、背骨全体の可動域を広げると共に、深層筋《しんそうきん》（体の深部にある筋肉）に刺激を与え、背骨周辺の筋力、柔軟性、血流をアップさせることができます。

また、一点を見つめながら体を動かすことは、目と脳をつなぐトレーニングも兼ねます。

目から得られた視覚情報が正しく脳に届けられることも、めまいを改善するうえで重要な要素となっているからです。

なお、体に痛みがあったり、めまいがあったりするときは、無理して行わないでください。

これらの体操は、すべて通して行っても時間にして15分程度です。

毎日、根気よく続けていきましょう。

めまい体操⑤ タオル体操（やり方は126ページ参照）

タオル体操は、首の動きをよくすることを目指します。

首の柔軟性が高まり、体内の血流も促進されます。この効果により、フワフワめまいの改善に役立つでしょう。

本章の最後に、めまい相談医についても触れておきます。

めまいを専門とする医療機関には、めまい相談医がいます。

めまい相談医とは、一般社団法人日本めまい平衡医学会が認定した、めまい診療の専門知識と診療技術を持つ医師です。

同学会のホームページには、めまい相談医の全国リストが掲載されています。フワフワめまいにお悩みのかたは、受診の参考にするとよいでしょう。

日本めまい平衡医学会のホームページ

タオル踏み体操のやり方

❶タオルに2つの結びめを作り、
床に横向きに置く

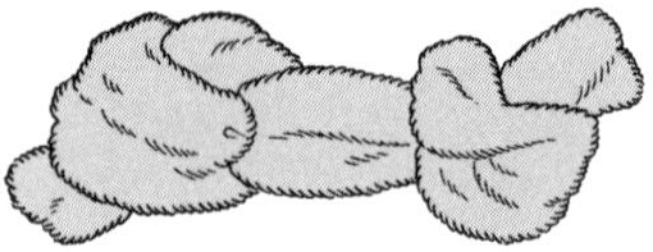

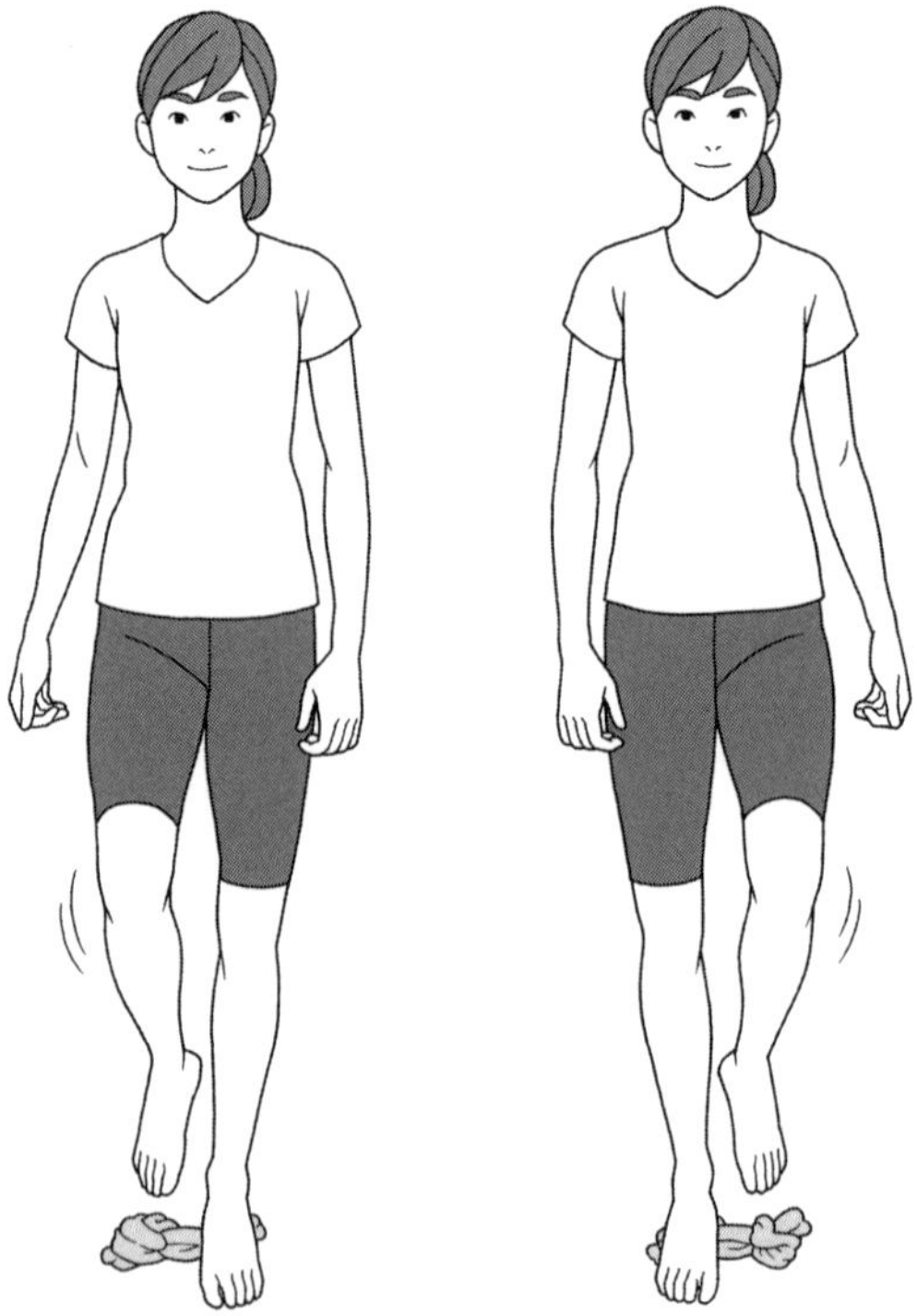

❷結びめに足の裏が当たるようにして、1分間、もしくは左右50回ずつ足踏みをする

背骨体操レベル1のやり方

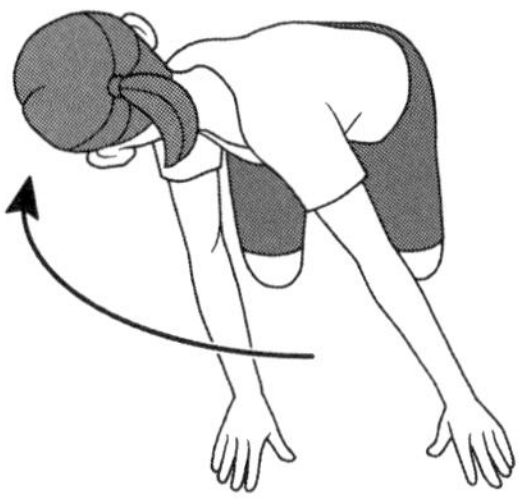

❶四つばいになり、背骨をしっかり動かして右後方を見る

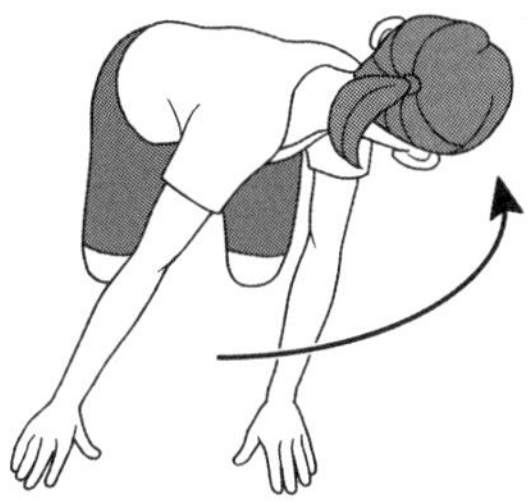

❷同様に左後方を見る。①とこの動作を交互に回くり返す。めまいがしたら休憩し、慣れてきたら素早く行う

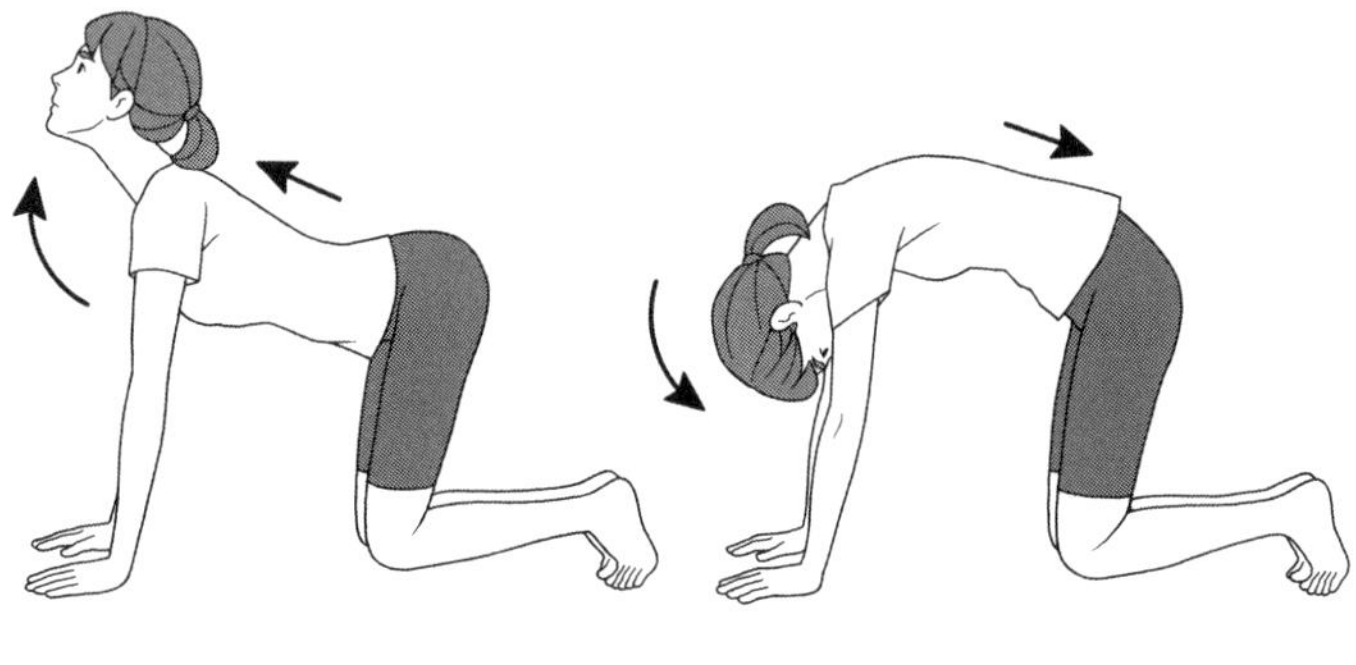

❸背骨を前後に動かしながら、首を上下に大きく動かす。首、胸、腰をしっかり動かすことを意識しながら10回くり返す

背骨体操レベル2のやり方

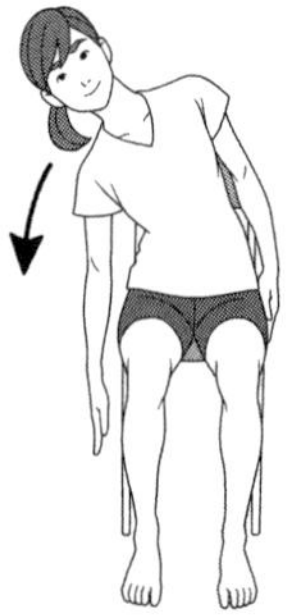

❶イスに座って足を肩幅に開き、一点の目標物を見つめながら上体をできるだけ右に傾ける

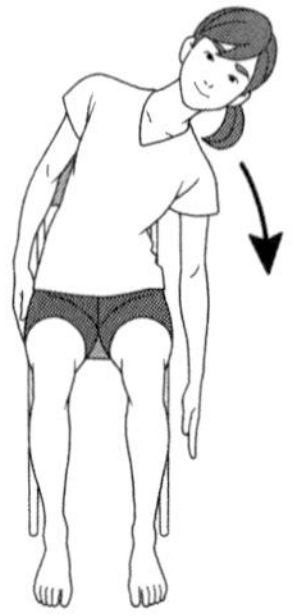

❷同様に左に傾ける。①とこの動作を交互に10回くり返す。イスから落ちないように注意する

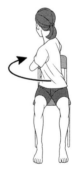

❸上体をできるだけ右にひねる

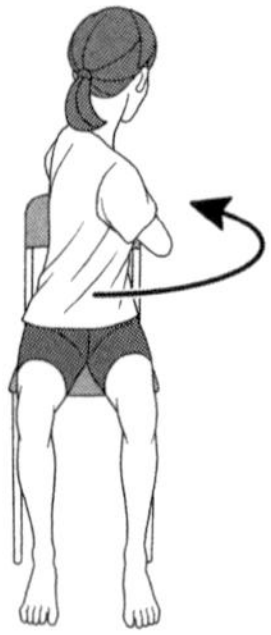

❹同様に左にひねる。③とこの動作を交互に10回くり返す。慣れてきたらイスの背もたれをつかんで素早く行う

背骨体操レベル3のやり方

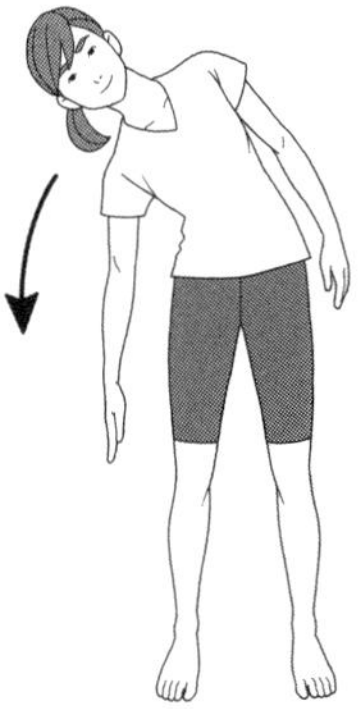

❶足を肩幅に開いて立ち、一点の目標物を見つめながら上体をできるだけ右に傾ける

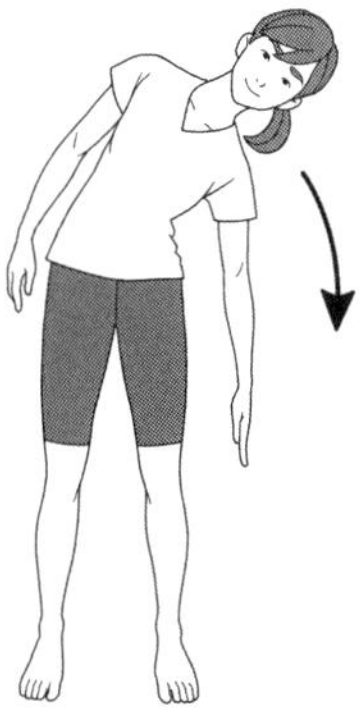

❷同様に左に傾ける。①とこの動作を交互に10回くり返す。転倒しないように注意する

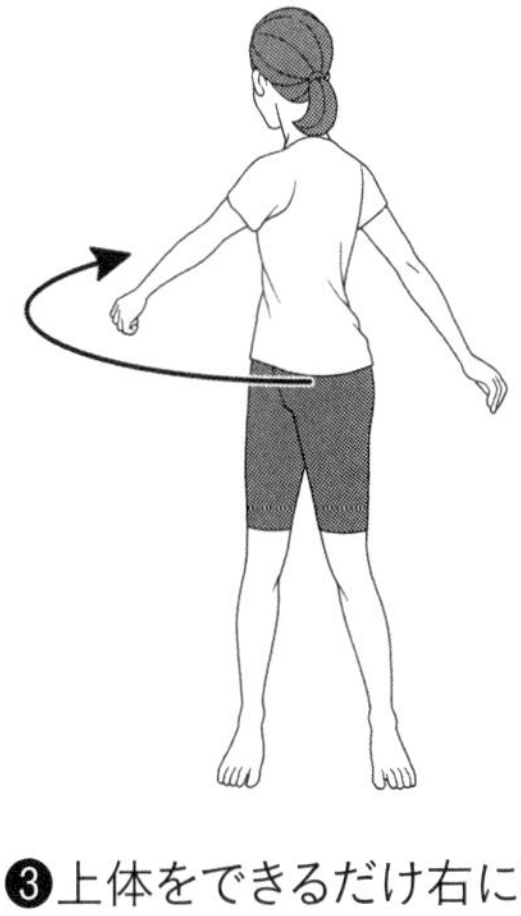

❸上体をできるだけ右にひねる

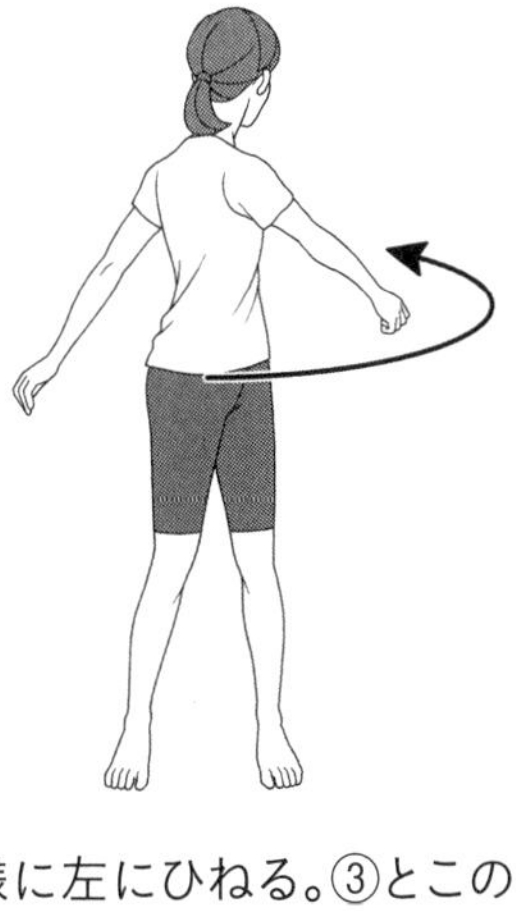

❹同様に左にひねる。③とこの動作を交互に10回くり返す。慣れてきたら素早く行う

タオル体操のやり方

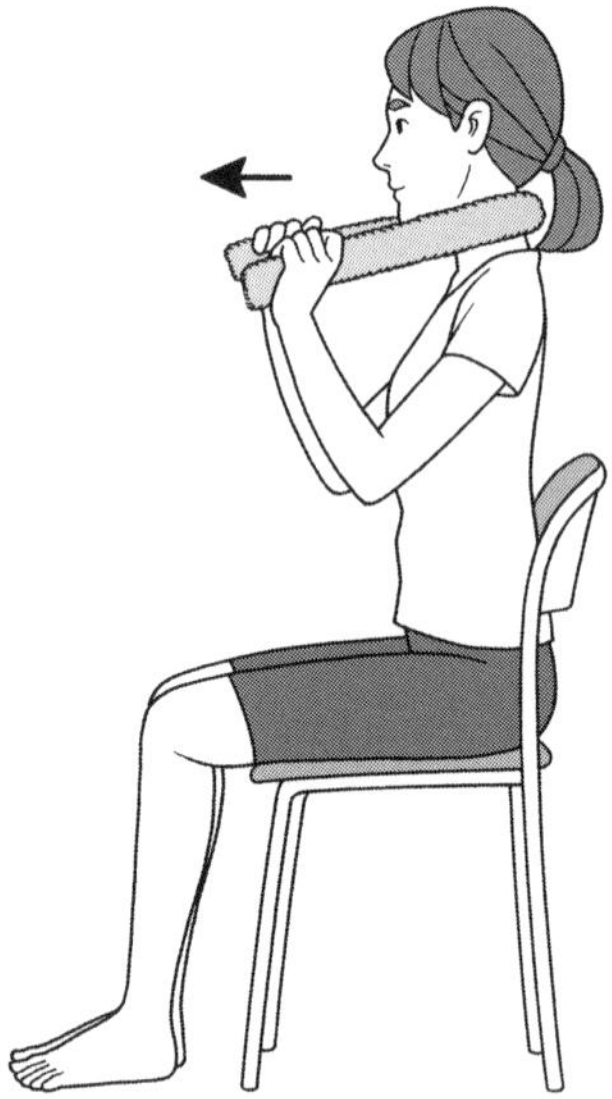

❶イスに座る。首にかけたタオルの中央が首の後ろに当たるようにして、タオルの両端を左右の手で持つ。両手でタオルを軽く前に引っぱる

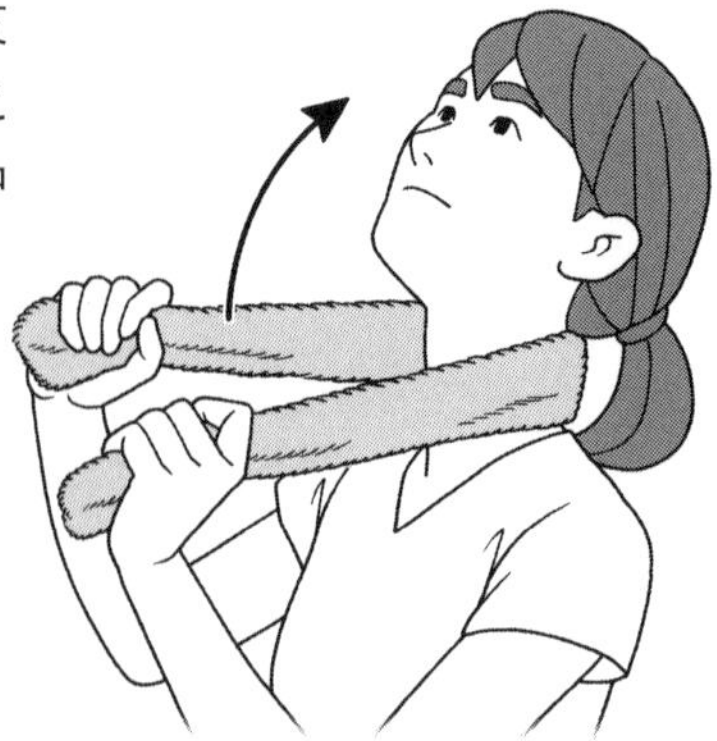

❷タオルが当たっている部分を支点にして上を向き、元に戻すことを10回くり返す。このとき背中が丸まらないように注意する

第5章 フワフワめまいを克服した人たちの体験記

フワフワめまい克服体験記 1

荒波に揺れる船に乗っているようなフワフワめまいがほぼ起こらなくなった

太田和美さん（仮名・46歳・福島県）

10年以上経って再発しためまい

私がフワフワめまいを発症したのは、2021年の夏頃です。翌年3月に、坂田英明先生のクリニックにかかることになりました。

実をいうと、私は2010年頃にも、ひどいフワフワめまいに苦しんだことがあります。

当時は、自宅近くの病院や大学病院などで診てもらい、そこでいろいろな検査を受けました。結局、原因は不明で、診断名すらはっきり定まりませんでした。

その後も、なんとか治したいといくつもの病院やクリニックを回りましたが、医師から返ってくる言葉は、「気のせいですよ」といったものばかり。精神的な問題も疑って、心療内科や精神科なども受診しました。

原因も病名もわからなければ、医師ですら改善する方法を見つけられません。症状は一向によくならず、仕事も続けられなくなって辞めることになりました。

そんな私の症状を、「フワフワめまい」（仮性ダンディ症候群）という病気なのだと初めて診断してくださったのが、坂田英明先生のご尊父・坂田英治先生でした。

英治先生のご指導で治療を始めると、フワフワめまいは、いったんは治まりました。

その症状が、10年以上経ってから再発したことになります。

私は福島県在住です。坂田先生のクリニックは埼玉県川越市にありますから、自宅から、そうそう、気軽に通える距離ではありません。めまいがひどいときには、なおさらです。

症状が復活した当初は、自分で解決しようと考え、いろいろな方法を試しました。

自律神経の不調やストレートネックがフワフワめまいと関連していることを知識として知っていたため、まずは近くの整体院に通い、ストレートネットの改善のための治療を受けました。

しかし、その治療はほとんど効果がないどころか、だんだんめまいがひどくなってきたのです。

気づけば起床時に、必ずフワフワめまいが起こるようになっていました。

それだけならばまだよかったのですが、そのうち思いもかけないときにフワフワめまいに襲われることが多くなってきました。

例えば、下りのエレベーターに乗っていると、フワフワして床に吸い込まれように感じます。新幹線から下車してホームに降りたあとも、ずっと新幹線に乗っているように感じることもありました。

車の運転中、信号待ちをしているときやトンネルに入っていくときなどに、フワフワめまいに襲われることもあり、とても怖い思いをしました。身の危険を感じ、車を路肩に停めて休むこともあったほどです。

めまいの程度も、だんだんひどくなっていきました。ただフワフワしていると感じるだけではなく、もっと激しい揺れを感じるようになったのです。症状が最もひどかったときは、まるで荒波に揺られる舟に乗っているようでした。

私の場合は、最初の2回は回転性のグルグルめまいで、その後はフワフワめまいに悩まされるようになりました。このままではとても耐えられないと、福島から坂田先生のクリニックまで出向くことを決心したのです。

このとき新たに診ていただいたのが、英治先生のご子息の英明先生でした。さまざまの検査を受け、先生の指導のもと、治療が始まりました。

ぐっすり眠れて下痢も改善

初診以降、1日3回体温を測り、1日の体温変動を記録するようになりました。

私の場合、健常者の1日の体温変化とはかなり違い、その日によって、てんでんばらばらです。

正しい山型になるのは、せいぜい月の半分くらいで、夜にかけて体温が上がってしまうケースが多かったのです。

これは自律神経のバランスが乱れている証拠ということでした。

日々の食事の改善から始まり、投薬（いくつかの薬をいっしょに摂る「カクテル療法」）、リハビリテーション科にてストレートネックを改善する手技療法や鍼灸治療などが始まりました。

食事のことでいえば、朝起きたら、まず白湯を飲みます。

以前は、朝食を摂らないことが多かったのですが、先生から勧められて、きちんと朝食も摂る生活に変えました。

朝食では、毎朝、温かいみそ汁を飲んで体を温めます。

昼食は軽めに摂り、おやつ代わりにハチミツレモン水を飲みます。

夜は、体を冷やす食材を積極的に摂るようにします。その代表であるキュウリやトマトなどの野菜をよく食べました。

そして、寝る前には1杯の水。カフェインは一切飲まないようにしました。

本来なら、寝る3時間前に夕食を終えたいのですが、仕事の関係で帰りが夜遅くなることもあります。それでも、なるべく夜更かしをせずに、規則正しい生活を心がけるようにしました。

入浴中は半身浴をしてふくらはぎマッサージを行うなど、体を温めることを意識します。私たちの体には、温まった体が冷めていくときに自然に眠気が訪れるメカニズムがあるとのこと。

私自身、こうして食事や生活を変えていくうちに、半年ほどするとぐっすり眠れるようになりました。

クリニックで教えていただいた「めまい体操」も、体調を整えるうえで役立っています。ひどかった首や肩のこりも、ずいぶん軽減されました。

私は以前から、原因のわからない下痢にも悩まされてきましたが、最近はそれも改善しました。

坂田先生のご指導以降、体調全般が上向いてきたのです。

肝腎のめまいですが、治療を再開した3月から1カ月で、回転性のめまいはピタリと止まりました。

ただし、フワフワめまいのほうは、それほど簡単ではなく、少しずつ回復している感じです。フワフワめまいが起こる頻度や症状の程度も、徐々に改善してきています。

かなりよくなったと感じるようになったのは、23年の夏頃でしょうか。

まだ、朝の起き抜けには、フワフワめまいが起こることがあります。しかし、毎朝のように起こっていたフワフワめまいの頻度が、以前に比べると、ぐっと少なくなってきました。

ひどいフワフワめまいが起こる頻度も、せいぜい月に1、2回程度です。

坂田先生は、「よけいな薬は飲まなくてもいい」という考え方で、処方されていた薬や漢方薬などが既にその役目を果たしたとわかったら、すぐにやめていいと指示を出してくれます。

ほかの耳鼻科では、「ずっと薬を飲み続けなさい」と言われることが多かったので、先生のそうしたところも大変信頼できます。

先生の治療方針を信じて懸命に実践してきたことがこうして実を結び、本当によかったと思います。

めまいという病気は、外傷と違って他者からは見えません。そのため、他者にこのつらさをなかなかわかってもらえないのです。

以前、診てもらった医師からは、「めまいは点滴をすれば治るから大丈夫」とあっさり結論づけられて、「ああ、自分のつらさがまったくわかってもらえないんだ」と絶望的な気持ちになったことをよく覚えています。

坂田先生の丁寧なご説明のおかげで、この病気のつらさを家族や、ほかの医師にも理解してもらえるようになったことも大変ありがたかったです。

坂田先生に出会わなければ、私のめまいがよくなることはありませんでした。先生には感謝の言葉しかありません。

今後も、生活習慣の改善を続けて、さらに症状がよくなることを願っています。

フワフワめまい
克服体験記
2

救急病院に駆け込むほどのめまいの原因がわかり治療したら寝込むこともなくなった

松﨑由紀子さん（65歳・東京都）

地下鉄のエスカレーターが私の鬼門

今から10年ほど前、私は最初のめまいに襲われました。グルグル周囲が回ってしまう回転性のめまいです。

病院で調べたところ、最大血圧が１７０㎜Hgを超えており、これがめまいの原因と疑われました（正常値は最大血圧１４０㎜Hg以下、最小血圧90㎜Hg以下）。内科の担当医から降圧剤を勧められ、飲み始めたのです。

しかし、薬を飲んでも、めまいに対してほとんど効果がありません。

そのうち、回転性のめまいだけではなく、フワフワするめまいも起こるようになりました。

めまいがひどくて、休日に救急病院に駆け込んだり、気分が悪くて吐きそうになったりすることも起こりました。

そんな私の鬼門が、地下鉄にある長いエスカレーターです。都内にあるエスカレーターの手すりには、除菌済の黄色い模様がついているのですが、その模様が動いているのを見ると、フワフワめまいが必ず起こるのです。

移動の関係で、地下鉄のそんな長いエスカレーターをどうしても利用しなければならないこともあります。そんなときは、手すりを見ないように、ずっと上を向いて乗るようにしています。

この地下鉄駅で必ず起こるフワフワめまい以外では、めまいがいつ起こるのか、自分でもまったくわかりません。

自宅でも、外出先でも、突然、フワーッとなってグラグラと足元が揺れ、気分が悪くなります。しばらくその場で休んでいると、なんとか回復するのですが、とてもやっかいです。

めまいに加え、私は以前からひどい頭痛にも悩まされてきました。鎮痛薬をずっと手放せません。

そんな私の体調について相談したのが、坂田英明先生でした。

先生によれば、めまいの原因は多種多様で、耳からも起こる人もいれば、脳から起こる人も、目から起こる人もいるといいます。

想像もできなかった私のめまいの原因

私の養母は、松﨑伶子《まつざきれいこ》というピアニストです。

彼女は13年前から、東京と熊本の大学で教鞭《きょうべん》を執るために、その2つの土地の間を毎週、飛行機で行き来しています。

多分、飛行機による気圧の変化の影響だと思うのですが、この行き来を始めてから、これまで体験したことのないような重低音のモーター音のような耳鳴りが始まりました。真っすぐ歩けないほどの強烈な耳鳴りやめまいです。

この耳鳴りとめまいの発症以降、坂田先生に診てもらっています。先生の診断では、伶子は小脳に問題があるとのこと。ただ、小脳自体は治せないので、リハビリテーションで足りない部分をカバーすることを勧められ、現在もリハビリを続けています。

私のめまいについて坂田先生に診ていただくと、さまざまな検査を経たうえで、その原因を突き止めてくれました。

私のめまいの原因は、なんと酸欠でした。自分自身ではまったく気づきませんでしたが、酸欠の原因は睡眠時無呼吸症候群（睡眠中に何度も呼吸が止まったり、浅くなったりして体が低酸素状態になる病気）です。それにより、脳が酸欠を起こしており、フワフワめまいやひどい頭痛を引き起こしていたのです。

私の検査数値を確認した坂田先生からは、

「これは、突然死してもおかしくない数値ですよ」

という衝撃的なお言葉をいただきました。それくらい、脳に酸素が足りていなかったのです。

なぜ、そこまで睡眠時無呼吸症候群がひどくなってしまったのか。

私は50代で乳がんを患い、10年間、ホルモン療法を受けました。おそらくこの副作用によって、睡眠時無呼吸症候群になってしまったのではないかとのことです。

先生のご指導で、ＣＰＡＰ（シーパップ：持続陽圧呼吸療法。気道を広げて睡眠中の無呼吸を防止する治療法）を始めたのが、今から2年ほど前のことになります。

また、先生のアドバイスを受けて、食事にも気を遣うようになりました。

朝は、白米ごはんに筑前煮と薄めのみそ汁に決めています。坂田先生お勧めの和食に変えました。昼食や夕食には、特に縛りはありません。

コーヒーや紅茶など、カフェインを含んだ飲み物は禁止。今はノンカフェインのものしか飲みません。

からい料理も禁止ということで、香辛料なども一切摂らないようにしています。

こうして食事を変え、CPAPを続けていたところ、かなり状態がよくなってきました。フワフワめまいの強い症状は、今では1カ月に1回程度しか起こりません。以前のように、寝込んだり、吐きたくなったりするようなことはなくなりました。

軽度のフワフワめまいが起こっても、安静にして、その場で腹式呼吸を行っていると落ち着いてきて、無事にやり過ごせます。

ひどい頭痛も、ずいぶん楽になりました。

私は、坂田先生に命を救われたと考えています。

めまいを引き起こしている真の原因がわからなかったら、フワフワめまいが今も改善しないばかりか、突然死する危険性もあったのです。

フワフワめまい
克服体験記
3

耳鼻科や脳神経外科でもわからなかっためまいの原因が判明したら4カ月で治った

小笠原登志江さん（59歳・岩手県）

めまいで仕事の継続も難しい

最初にめまいが起こったのが、2022年7月12日のことです。グルグル回る回転性のめまいで、身動きもできませんでした。

半日ほどしてようやく症状が落ち着き、少し動けるようになったので、地元の耳鼻咽喉科を訪れました。

診察を受けると、「めまいの症状があるときに来院されないと、原因はわからない」と医師から言われました。

その病院で処方されためまい止め薬を飲んだところ、症状はいったん治まりましたが、10日経った7月22日に、またまためまいが起こったのです。

今度は少し無理をして車を運転し、めまいのあるうちに病院へ向かいました。

先日の話があったため、すぐに診てもらえました。「確かにめまいが起こっている」と医師から確認されたのですが、原因はわからず、「精神的なものかな?」という答えでした。

私は、どちらかといえばメンタルが強いほうなので、その指摘にもあまりピンときませんでした。それでも、耳鼻咽喉科の専門医が言うことなのだからと、さらに増えた薬を飲み続けました。

しかし、薬を飲み続けても、めまいはいっこうに改善しません。担当医に、「どうしても治らないんです」と訴えたところ、今度は「慣れるしかないね」と言われました。

「こりゃあダメだ」と思い、8月の初めには脳神経外科を受診しました。

MRIやCT、心電図、採血など、そこでやれる検査は、みな、やってもらいました。

その結果、脳には異常なし。心電図も健康そのもの。耳も問題なし。「強度の肩こりだね」という診断でした。

確かに、私の肩こりがひどいのは事実です。それ以降、家庭用のマッサージ機を購入し、1日1回マッサージをするようにしました。

脳神経外科では、肩こり改善薬も処方されました。私は介護施設に勤めているのですが、それを飲むと強烈な眠気が襲ってくるので、まったく仕事になりません。

こっている首のところを重点的にマッサージしていましたが、次第にめまいの症状がさらにひどくなってきました。めまいの悪化により、仕事もまともにできない状態です。

最初のうちは回転性だっためまいは、8月のお盆の頃には、フワフワするめまいに移行していました。

回転性のめまいのときは、酔っ払いが千鳥足で歩くような状態になります。フワフワめまいになると、プールの水のなかを歩いているような気分でした。歩くとき、足を踏み出して地面に足を下ろすのが怖くて仕方ないのです。

床に落ちているものを拾うときは、お嬢様のようにそっと腰を落として拾うしかありません。

勤めている介護施設ではお客様へのあいさつが欠かせませんが、あいさつで頭を下げるとフワフワめまいが起こってしまうのです。これでは仕事も継続できません。

上司に相談したところ、めまいの権威として紹介されたのが、坂田英明先生でした。

診断名がついて安心し安堵した

私は岩手県在住です。坂田先生のクリニックのある埼玉県川越市へ行くには、かなりの時間と経費がかかります。

しかし、この時点では、「助けてもらえるのならば、どこへでも行こう」と気持ちが逼迫していました。

職場の同僚に付き添ってもらい、川越まで向かいました。それが、8月24日です。

めまいの発症から1カ月以上たっていました。

坂田先生の医院では、頸椎（背骨の首の部分）の状態を調べることに始まり、さまざまな検査を受けました。

この段階から、今までとはまったく違う検査の数々に驚き、「やっと助けてもらえそうだ」と、早くも明るい気持ちになりました。

そして、その日のうちに診断が出ました。「椎骨《ついこつ》脳底《のうてい》動脈《どうみゃく》循環《じゅんかん》不全《ふぜん》」というものです。

初めて聞く病名ですが、先生によれば「首に行く血管（椎骨動脈や脳底動脈）の流れが悪くなる病気」ということです。もともと流れの悪い血管があり、首の角度などによってその血流が急激によくなったとき、めまいが起こるという説明をされました。診断名がついたというだけで、安心感や安堵感でいっぱいになり、私はうれしくて仕方ありませんでした。

その晩は川越のホテルに宿泊しました。

毎朝、枕から頭を上げるとき、必ずフワーッとめまいが起こります。

ですが、翌朝、目覚めたとき、起き抜けのめまいはいつもよりも軽いものでした。前日、クリニックで点滴などの治療を受けたため、それが早速、効果を発揮したのかもしれません。

その朝、川越のホテルの窓辺から、私は久しぶりに遠くを眺めることができました。これまでは遠方に目を動かすとめまいが起こるのが怖く、とても景色を眺めるような心の余裕はなかったのです。

川越のホテルから見た外の景色が、なんとすばらしく明るくきれいだったことか！

この日から、私のフワフワめまいの治療が始まりました。

私の治療は、投薬とリハビリテーションです。セルフケアとして、目を動かす体操も行っています。

この影響からめまいの症状は少しずつよくなっていきました。かなりよくなったことを実感したのは、その年の11月です。

その頃、私は母を亡くし、喪主としてみなさんにあいさつをくり返していました。そして、ふと気づいたのです。頭を何度も下げているのに、一度もめまいが起こっていないという事実に。

現在では、ほとんどめまいは起こりません。ほんとうに、坂田先生のご指導のお陰です。

感謝しているという言葉では、到底足りません。先生が私の人生を大きく変えてくださったのです。

おわりに

「フワフワめまい」は、古くて新しい病気です。本書にもあるように、こうした症状が見つかったのは、今から100年以上前、1921年です。

その後、ほぼ1世紀を経て、病気として世界的に認められるようになったのが、2017年。

新たに提唱された病気の概念であるため、専門家であるはずの耳鼻咽喉科の医師のなかにも、まだ詳しくない人がいても不思議ではありません。

そもそも、フワフワめまいには、今も検査法などが確立されていません。

主な原因である自律神経の乱れについても、病院で見過ごされてしまうケースも多くあるようです。

フワフワめまいの発症には、メニエール病（めまいや吐き気がくり返し起こる病気で、一般的には耳鳴りや難聴を伴う）などの回転性のめまいがきっかけとなるなど、ほかにも複数の原因が関わっているケースがあり、診断を難しくさせています。

今もおそらく多くの人が、正しい診断を得られずにこの病気に悩まされていることでしょう。

回転性のめまいに比べて緊急性こそ低いかもしれませんが、慢性的にフワフワめまいが起こるようになったら、日々の生活は決して楽ではありません。

いつ足元がフワフワとなるかもしれず、それにおびえながら暮らしている人も多いに違いないのです。


この病気に悩む人にとって、本書は貴重な示唆《しさ》をもたらすことでしょう。

本書を通じ、読者はフワフワめまいの正体を知り、この病気に対する不安や心配を解消する契機になるはずです。また、ご自分のめまいを改善するための直接的な手がかりにもなることでしょう。

本書では、食事に重きを置いためまいのセルフケアを提案しています。

高血圧や糖尿病などの生活習慣病に、医師が食事療法を提案することは今や常識です。しかし、めまいについての食事療法の提案は、画期的です。

世界を見渡しても、現在進行形でめまいに限らず、加齢性難聴などの耳の病気に関して、食事との関連性について研究が行われています。坂田先生のクリニックでは、食事を変えることを柱に、フワフワめまいが改善したという臨床例が今も続々と蓄積されています。

本書は、その臨床研究の成果を報告するリポートにもなっています。フワフワめまいの治療手段で、坂田先生は新たな地平を切り開きつつあるといっていいでしょう。

ストレスの多い現代社会では、フワフワめまいに悩む人が増え続けています。

本書が、フワフワめまいに関する正しい情報を多くの人に届け、つらい、治りにくいこのめまいを軽減させる一助となることを願っています。

神崎《かんざき》　晶《しょう》

（国立病院機構 東京医療センター 感覚器センター 聴覚・平衡覚研究部 聴覚障害研究室室長）

参考文献

(＊1) 加藤秀夫「時間栄養学から食育を科学する（総説）」
file:///C:/Users/%E4%BA%94%E5%8D%81%E7%95%91%E8%8C%82/Downloads/TohokuJyoshi_52_11%20(1).pdf

(＊2) 肥満とめまい
https://pubmed.ncbi.nlm.gov/37764839
A Comparison Study of Nutritional Assessment, Diet and Physical Activity Habits, Lifestyle and Socio-Demographic Characteristics in Individuals with and without Dizziness/Vertigo

(＊3) NCNP病院　国立精神・神経医療研究センター
https://www.ncnp.go.jp/hospital/guide/sleep-column21.html
元図は、下記による
Circadian Clues to Sleep Onset Mechanisms
https://www.nature.com/articles/1395758

(＊4) 魚（オメガ3脂肪酸）の摂取と加齢性難聴のリスク
https://pubmed.ncbi.nlm.nih.gov/20534742/
Consumption of omega-3 fatty acids and fish and risk of age-related hearing loss

坂田英明（さかた・ひであき）

川越耳科学クリニック院長。埼玉医科大学総合医療センター客員教授。

1988年、埼玉医科大学卒業後、帝京大学医学部附属病院耳鼻咽喉科助手。ドイツ・マグデブルグ大学耳鼻咽喉科研究員、目白大学保健医療学部言語聴覚学科教授を経て、2015年に川越耳科学クリニックを開院。

日本耳鼻咽喉科頭頸部外科学会専門医、日本小児耳鼻咽喉科学会評議員、日本聴覚医学会代議員、Neurootological and Equilibriometric Society 副理事長、『The International Tinnitus Journal』編集長。

神崎　晶（かんざき・しょう）

国立病院機構 東京医療センター 感覚器センター 聴覚・平衡覚研究部聴覚障害研究室室長。めまい相談医。

1994年、慶應義塾大学医学部卒業後、静岡赤十字病院、静岡市立清水病院を経て慶應義塾大学医学部大学院に入学。2002年、大学院医学研究科修了（医学博士）。大学院在籍中にアメリカ・ミシガン大学クレスゲ聴覚研究所研究員、慶應義塾大学医学部耳鼻咽喉科専任講師（慶應義塾大学病院アレルギーセンター副センター長併任）を経て、22年より現職。

フワフワするめまいを治す最強の食事術
名医が教える新しいめまい撃退法

2024年4月30日　第1刷

著　者　坂田英明
　　　　神崎　晶
発行者　小宮英行
発行所　株式会社徳間書店
　　　　〒141-8202
　　　　東京都品川区上大崎3-1-1
　　　　目黒セントラルスクエア
　　　　電話　編集(03) 5403-4344
　　　　　　　販売(049) 293-5521
　　　　振替　00140-0-44392

印刷・製本　三晃印刷株式会社

ISBN 978-4-19-865819-9